RÖNTGENKONTRASTMITTEL UND LIQUORRAUM

VON

REINHARD SCHOBER

MIT 31 ABBILDUNGEN

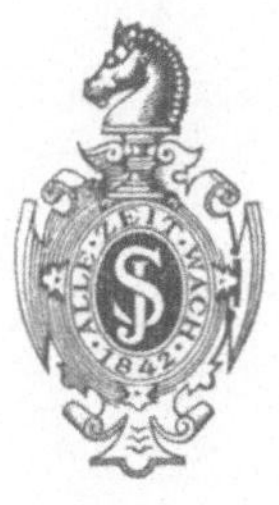

SPRINGER-VERLAG
BERLIN · GÖTTINGEN · HEIDELBERG
1964

Privatdozent Dr. med. REINHARD SCHOBER — Erster Oberarzt des Strahleninstitutes der Universität des Saarlandes, Homburg/Saar

ISBN-13: 978-3-540-03209-0 e-ISBN-13: 978-3-642-92891-8
DOI: 10.1007/978-3-642-92891-8

Titel-Nr. 1232

Aus dem Strahleninstitut der Universität des Saarlandes
(Direktor: Professor Dr. F. SOMMER)

Mit Unterstützung der Deutschen Forschungsgemeinschaft

Vorwort

Die Grenzen, die der Luftdarstellung gewisser Abschnitte des Ventrikelsystems, insbesondere des Aquäduktes, des 3. und 4. Ventrikels gesetzt sind, haben das Bedürfnis erzeugt, diese Strukturen durch positive Kontrastmittel sichtbar zu machen. Obwohl die Untersuchung der spinalen Abschnitte des Subarachnoidalraums durch positive Kontrastmittel als eingeführt zu gelten hat, sind immer wieder Bedenken gegenüber der Verwendung nichtresorbierbarer Kontrastmittel im Rückenmarksack, besonders aber in den intracraniellen Liquorräumen angemeldet worden. Das Bedürfnis nach Information eilt oftmals den Kenntnissen über die Reaktionsweise von Organen und Geweben auf diagnostische Maßnahmen voraus. Die vorliegende Monographie soll dazu beitragen, diese Distanz zu verringern.

Auf der Grundlage des derzeitigen Wissens über die Physiologie des Liquors und seiner Beziehungen zum Zentralorgan, dessen Hüllen und Gefäßen, wird über das Schicksal intrathecal eingebrachter Kontrastmittel und über die Reaktionsformen des Zentralnervensystems berichtet.

Eigene experimentelle und morphologische Untersuchungen mit konventionellen und neuartigen, wasserlöslichen und nichtresorbierbaren Kontrastmitteln, sowie die kritische Wertung gesammelter Berichte über Kontrastmittelzwischenfälle vervollständigen und erweitern die Übersicht der gegenwärtigen Kenntnisse auf diesem Gebiet.

Mein Dank gilt allen, die durch ihre verständnisvolle Unterstützung und Förderung die vorliegende Arbeit ermöglichten, zunächst Herrn Professor Dr. F. Loew (Direktor der Neurochirurgischen Universitätsklinik), der mich zur Bearbeitung dieses Themas angeregt hat.

Ich danke ferner den Herren Professoren Dr. H. H. Meyer (Direktor der Universitätsnervenklinik), Dr. E. Rolshoven (Direktor des Anatomischen Instituts), Dr. W. Rotter (Direktor des Pathologischen Instituts), Dr. W. Rummel (Direktor des Pharmakologischen Instituts), Dr. F. Sommer (Direktor des Strahleninstituts) und Herrn Priv.-Doz. Dr. G. Quadbeck (Leiter der Neurochemischen Abteilung der Universitätsnervenklinik), alle in Homburg (Saar), die mir in ihren Instituten Arbeitsplätze zur Verfügung stellten und mich stets mit Rat und Hilfe unterstützt haben.

Mein Dank gilt auch Herrn Professor Dr. B. Eistert (Direktor des Institutes für Organische Chemie in Saarbrücken) und seinem Mitarbeiter Herrn Dr. H. Fink für ihre stete Hilfsbereitschaft.

Schließlich danke ich Frau M. L. Andreis, die die histologischen Präparate herstellte, Fräulein U. Jacobs, die die Fotographien und Kopien anfertigte und Fräulein G. Petrikowski, die bei der Abfassung des Manuskriptes behilflich war, sehr herzlich für ihre Mitarbeit.

Homburg (Saar), im April 1964 R. Schober

Inhaltsverzeichnis

A. Einleitung und Problemstellung

Im Jahre 1916 beobachteten zwei Militärärzte des amerikanischen Expeditionscorps in Frankreich, GAMLEN und SMITH [*86*], einen Soldaten, der einen Schädelschußbruch erlitten hatte, und dessen Röntgenaufnahmen intracranielle Luftansammlungen erkennen ließen. Die beiden Ärzte mißdeuteten diesen Befund als Gasbrand; wie die Abbildungen ihrer 1918 erschienenen Arbeit zeigen, handelte es sich aber eindeutig um die Darstellung der Hirnkammern. Es war das Ereignis eingetreten, das heute unter dem Begriff der traumatischen Pneumencephalie allgemein geläufig ist und praktisch die Luftencephalographie begründete, die im Jahre 1918 als Methode von DANDY [*50, 51*] geschaffen wurde und heute in der Hand des erfahrenen Untersuchers einen detaillierten Einblick in die Situation von Hirnkammern und Zisternen vermittelt. Sie vermag über Verlagerungen, Deformierungen, Verschlüsse Auskunft zu geben und ist ein unentbehrliches Hilfsmittel für die Erkennung krankhafter Veränderungen des Zentralorgans geworden. Ohne Encephalographie oder Angiographie ist heute die Diagnostik neurologischer Erkrankungen undenkbar.

Gelegentlich vermag aber auch die Einblasung von Luft in die Liquorräume, sei es über die Punktion der großen Zisterne oder des spinalen Subarachnoidalraumes, sei es direkt in das System der Hirnkammern, keine ausreichenden Informationen zu liefern. Dies gilt besonders für die Prozesse der hinteren Schädelgrube, die Aquäduktverschlüsse, die Tumoren der Brücke, des Hirnstammes, der Kleinhirnhemisphären oder des Kleinhirnwurms, aber auch für die lokalisatorischen Bedürfnisse, die bei stereotaktischen Operationen auftauchen und hier eine ganz besonders exakte topische Bestimmung erforderlich machen.

Seitdem daher von SICARD und FORESTIER [*204*] im Jahre 1922 jodierte Öle entwickelt und zur Diagnose raumfordernder Prozesse im Rückenmarkskanal in den spinalen Liquorraum eingebracht worden waren, wurde die Forderung erhoben, auch die intracraniellen Liquorräume mit schattengebenden Kontrastsubstanzen darzustellen. Versuche in dieser Richtung waren schon früher unternommen worden, lange bevor die Luftencephalographie entwickelt worden war — nämlich im Jahre 1912 durch KRAUSE [*121*] — die aber an der Toxicität des damals verwendeten Kontraststoffes (Kollargol) scheiterten.

Trotz der methodischen Verfeinerung der luftencephalographischen Untersuchung ist bei Durchsicht der Literatur der letzten Jahrzehnte das wellenförmig an- und absteigende Interesse an positiven Kontrastuntersuchungen der Liquorräume recht charakteristisch. Das Wort von BULL (1950) [*41*], daß „die Güte des Neuroradiologen sich beim Umgang mit den luftencephalographischen Methoden zu erkennen gäbe", hat nach wie vor Gültigkeit, aber auch dieser erfahrene Kenner der Materie schätzt den Wert der positiven Kontrastmittelventrikulographie bei entsprechenden Fragestellungen.

Die positive Kontrastdarstellung der intracraniellen Liquorräume ist heute keine Angelegenheit der Untersuchungstechnik oder der Interpretation — hier konnte man auf den reichhaltigen, bei der Luftencephalographie gewonnenen Erfahrungen aufbauen —, sondern eine Frage des Kontrastmittels.

Zwei Haupttypen stehen hierbei theoretisch zur Verfügung: Wasserlösliche, resorbierbare Substanzen, bei denen Jod als Träger der Kontrasteigenschaft in organische Moleküle unterschiedlicher Konstruktion eingebaut ist und wasserunlösliche, praktisch nichtresorbierbare Kontrastmittel von Art der Jodöle oder -ester.

Von den wasserlöslichen Kontrastmitteln findet das Natriumsalz der Monojodmethansulfosäure (*Abrodil* [Bayer], *Kontrast U* [Leo], *Methiodal* [Guerbet]) bei Untersuchung der Liquorräume auf breiter Basis Anwendung, beschränkt allerdings auf die Lumbalregion und unter der Voraussetzung einer Spinalanaesthesie.

Hierbei können jedoch gelegentlich unerwünschte Nebenreaktionen und Zwischenfälle auftreten, die diese diagnostische Methode belasten und sie zu einer nicht risikofreien Untersuchung machen. Obwohl sie bereits 1931 von ARNELL und LIDSTRÖM [*6*] eingeführt wurde und sich in Europa wegen der vollständigen Resorption des Kontraststoffes großer Beliebtheit erfreut, konnte sie diese in den USA nicht erreichen.

Andere wasserlösliche Kontrastmittel, wie sie für die Angiographie, die Ausscheidungsurographie oder die Darstellung verschiedener Hohlsysteme benutzt werden, finden in den Liquorräumen kaum Verwendung.

Lediglich einzelne Mitteilungen geben Kenntnis von einer unschädlichen Anwendung verschiedener anderer wasserlöslicher Kontrastmittel sowohl in der Lumbalregion, als auch in den hohen spinalen Abschnitten [*82, 238, 244*]. Zum Teil wurden hierbei Präparate benutzt, die für die Zwecke der Angiographie in der Zwischenzeit durch weniger toxische Verbindungen ersetzt wurden und nicht mehr produziert werden.

Der Verfasser selbst wurde mit der Frage der Schädlichkeit wasserlöslicher Kontrastmittel in den Liquorräumen vor einigen Jahren konfrontiert, als bei einer Vertebralisarteriographie in Narkose versehentlich eine recht erhebliche Menge von Urografin 60% in den cervicalen Subarachnoidalraum gelangte, ohne daß unmittelbar oder später nachteilige Folgen auftraten. Es darf angenommen werden, daß es sich hierbei nicht um einen Einzelfall handelt, sondern daß derartige Ereignisse auch andernorts vorgekommen sind.

Wir verfügen jedenfalls nicht über exakte Kenntnisse, ob und welche morphologisch erfaßbaren Schäden an den zentralnervösen Strukturen nach unmittelbarem Kontakt mit wasserlöslichen Kontrastmitteln zustande kommen. Es besteht auch keine Klarheit darüber, inwieweit bei Abrodilmyelographien auftretende Nebenreaktionen, sofern sie mit Sicherheit auf das Kontrastmittel zu beziehen sind, über ein pathologisch-anatomisch nachweisbares Substrat verfügen.

Über das Ausmaß nachteiliger Effekte bei der Darstellung der Liquorräume mit nichtresorbierbaren Jodölen oder -estern gehen die Meinungen auseinander, insbesondere über die Verwendung dieser Kontraststoffe in den Hirnkammern und Zisternen. Während in den USA hierbei ziemlich großzügig verfahren wird, ist man in Europa und speziell in den skandinavischen Ländern auf Grund verschiedener Vorkommnisse sehr zurückhaltend. Diese Gegensätzlichkeiten kamen auf dem letzten neuroradiologischen Symposion in Rom 1961 deutlich zum Ausdruck, ohne daß endgültige Klarheit geschaffen werden konnte, ob die Methode der Jodöl- oder Jodester-Ventrikulographie als praktikabel zu gelten habe, oder wegen ihrer Belastung durch das Menetekel späterer Komplikationen abzulehnen sei. Es erschien daher angebracht, diesen Sachverhalt tierexperimentell zu überprüfen.

Den vorgenommenen Untersuchungen wurden folgende Fragen zugrunde gelegt:

1. Ist es vertretbar, nicht resorbierbare und daher praktisch nicht vollständig zu entfernende Kontraststoffe vom Typ der Jodester in die intrakraniellen Liquorräume einzubringen, oder treten hierbei chronische Gewebsreaktionen mit der Gefahr von Dauerschäden auf?

2. Besteht die Möglichkeit der Verwendung resorbierbarer konventioneller Kontrastmittel, wie sie für zahlreiche andere diagnostische Zwecke benutzt werden, für die Darstellung der intracraniellen Liquorräume oder welcher Art sind die hierbei zu beobachtenden funktionellen oder morphologischen Schäden?

3. Ist es möglich, resorbierbare Kontraststoffe auf neuer Grundlage zu entwickeln, die sich gegenüber dem zentralnervösen Gewebe und dessen mesenchymalen Hüllen indifferent verhalten?

Wichtige Erkenntnisse über die Pathogenese der Kontrastmitteleffekte ergeben sich aus der klinischen Beobachtung und dem Studium der mitgeteilten Kontrastmittelzwischenfälle.

B. Erfahrungen mit nichtresorbierbaren Kontrastmitteln in den Liquorräumen

Dandy [*50, 51*] hatte seine Methode der Pneumencephalographie bereits im folgenden Jahre (1919) in sinngemäßer Weise für die Diagnostik spinaler Erkrankungen eingesetzt. Die Aussagekraft der Luftmyelographie ist aber bis heute trotz verbesserter technischer Bedingungen infolge der geringen Absorptionsunterschiede zwischen dem schmalen Luftband des Subarachnoidalraumes und der massiven Weichteilumgebung sehr begrenzt geblieben und erlangt allenfalls in der Cervical- oder oberen Brustregion eine gewisse diagnostische Brauchbarkeit.

Gegenüber der Verwendung von Jodölen (*Jodipin*, Merck: jodiertes Sesamöl, *Lipiodol*, Lafay: jodiertes Mohnöl), wie sie von Sicard u. Mitarb. [*205*] 1922 erstmals in den spinalen Subarachnoidalraum eingebracht wurden, ist Dandy [*52*] aber stets skeptisch geblieben. Immerhin bedeutete die Jodölmyelographie damals einen beträchtlichen Fortschritt bei der Diagnostik und Höhenlokalisation spinaler Prozesse. Die Jodöle wurden zwar nur in geringen Mengen injiziert — man beschränkte sich im allgemeinen auf wenige Milliliter —, jedoch waren gelegentlich frühzeitige subjektive Beschwerden in Form von Temperaturen, Erbrechen und Paraesthesien zu beobachten [*65, 67, 75, 131, 143*]. Darüber hinaus wurden in 30% der Fälle eine Eiweiß- und Zellvermehrung im Liquor festgestellt und als Ausdruck einer meningealen Reizung gewertet [*189*]. Von diesen akuten

Reaktionen sind die Schäden zu trennen, deren Entwicklung Monate und Jahre beansprucht. FORESTIER [*74*], einer der Mitarbeiter SICARDs bei der Entwicklung der Jodölmyelographie, äußerte sich 1925 noch recht optimistisch über Abbau und langsame aber kontinuierliche Resorption des Kontrastmittels, sowie die „bemerkenswerte Toleranz der meningealen Gewebe gegenüber dem *Lipiodol*". Tatsächlich aber wurde im Laufe der Jahre eine Reihe von Fällen bekannt, bei denen sehr unangenehme und zum Teil tödliche Komplikationen auftraten [*198*]. So ist von RODRIGUEZ DE MATA (1933) [*185*] ein Fall von Erblindung mitgeteilt worden. Zahlreiche Berichte liegen vor über die Entwicklung chronischer adhäsiver Arachnitiden, die je nach Lokalisation zu funktionellen Ausfällen — Cauda-equina-Syndrom [*102*], Impotenz [*142*], Augenmuskellähmungen [*151, 164*], rezidivierende Neuralgien [*54, 159, 214*] usw. — geführt haben [*14, 23, 33, 87, 90, 123, 179, 206, 222*].

Die experimentellen Untersuchungen erbrachten den Nachweis einer sehr schnell einsetzenden Pleocytose bis etwa 1000 Zellen pro mm³ bei Katzen [*152*] und Hunden [*76*]. BRUSKIN und PROPPER (1931) [*34*] konnten eine granulomatöse Ölarachnoiditis beim Hund erzeugen. Die Öltropfen werden von dem Granulationsgewebe kapselartig umklammert, so daß die Formationen ein pseudocystisches Aussehen gewinnen [*47, 100, 203*].

Wurde das Öl in die Zisternen eingebracht, sah man diese Veränderungen auch an der Hirnbasis, injizierte man es in die Ventrikel, fanden sich an den ependymären Auskleidungen derartige Reaktionen [*24, 90, 170*].

Im allgemeinen verharrt das hyperbare Jodöl am tiefsten Punkt der Liquorräume und wird hier fixiert. Nur zu einem kleinen Teil folgt es dem Liquorstrom und breitet sich über die Key-Retziusschen Spalten in den Lymphgefäßen der Nervenscheiden peripherwärts aus [*16, 128, 180*]. Ein Teil der radikulären und Hirnnerven-Symptome mag hierin seine Erklärung finden. Wurden sehr große Jodölmengen verwandt, sahen PEIPER und KLOSE [*167*], ebenfalls BOLDREY und AIRD [*22*] neben reaktiven Veränderungen an den Hirnhäuten auch degenerative Schädigungen der nervösen Elemente des Rückenmarks, so besonders im Bereich der Vorderhörner, in der Umgebung des Zentralkanals und an den Markscheiden.

Bei den geschilderten Erscheinungen handelt es sich um die Folgen einer chronischen Reizwirkung, die durch den protrahierten Abbau des Jodöls, die Freisetzung von Fettsäuren und durch Verseifung mit dem Calcium des Liquors unterhalten wird [*98*]. Daß hierbei auch eine Abspaltung von Jod stattfindet, das in seiner elementaren Form toxisch wirkt und so vielleicht die Befunde am nervösen Gewebe [*167*] erklären ließe, ist durchaus denkbar. Zwar hat SÄKER [*189*] nach mehrtägiger Einwirkung von Liquor auf *Lipiodol* in vitro keine Freisetzung von Jod beobachten können, jedoch erscheint diese Versuchsanordnung für den Nachweis eines fermentativen Abbaus einer Verbindung nicht schlüssig. Es ist vielmehr wahrscheinlich, daß eine solche Abspaltung beim *Lipiodol* tatsächlich stattfindet, wie sie für Jodester auch von HURTEAU u. Mitarb. [*108*] nachgewiesen wurde.

Die Kontrastmitteldepots erfahren dabei im Laufe der Monate und Jahre eine Abnahme der Schattendichte, die eine langsame Resorption der Verbindung vortäuscht. Tatsächlich ist aber nur das Jod abgetrennt worden, während das Vehikelmolekül unter Verseifung der Fettsäuren im intrathecalen Raum liegen bleibt. Außerdem hat sich herausgestellt, daß die Bindung des Jods an die ölige Trägersubstanz von vornherein nicht einwandfrei ist, und bereits das frische Präparat (*Lipiodol*, *Jodipin* oder *Neo-Jodipin*) nach Feststellungen des Pharmakologischen Instituts der Universität Zürich pro Gramm Öl 0,1132—0,736 mg freies Jod enthält. Nach Lagerung von 27 Monaten steigt der Gehalt an freiem Jod sogar auf 27,27 mg/g Kontrastsubstanz an [*237*].

Die Jodöle fanden vorwiegend bei der Myelographie Verwendung, wurden aber auch frühzeitig für die Darstellung der intracraniellen Liquorräume benutzt [*110*]. An der Baladoschen Klinik in Argentinien wurde die Jodölventrikulographie 1928 eingeführt [*10*] und bis 1939 an 600 Patienten offenbar ohne ernsthafte Zwischenfälle praktiziert [*169*]. Lysholm [*140*] hatte 1935 über 114 Fälle berichtet.

Dann trat die Jodölverwendung in den Hintergrund, da sich die Beobachtungen von Nebenreaktionen mehrten, die Technik der Luftfüllung inzwischen wesentlich verbessert werden konnte, und weil ein neuer Kontraststoff aufgetaucht war, der über die günstigen Eigenschaften zu verfügen schien, die seine Anwendung in den intrathecalen Räumen ermöglichten.

Aber auch das *Thorotrast*, eine kolloidale Lösung von Thoriumdioxyd, erstmals für die Ventrikulographie verwendet von Wustmann [*242*] 1932 am Tier und im gleichen Jahr von Antoni [*5*] am Menschen, zeigte sich nicht frei von Nebenwirkungen. Man beobachtete meningeale Reaktionen [*77*, *165*, *174*, *175*, *199*, *228*, *232*] und entsprechende histologische Veränderungen [*178*] sowie Ependymitiden [*3*]. Ein weiterer nachteiliger Umstand kam hinzu: Die Thorotrastpartikel wurden mit dem Liquorstrom abtransportiert und sind in den Lymphwegen der Nervenscheiden, aber auch in den sog. Virchow-Robin'schen Räumen der Hirn- und Rückenmarksgefäße nachgewiesen worden [*242*]. Verstopfen sie die Resorptionswege des Liquors, sind Hirndrucksteigerung und Erweiterung des Ventrikelsystems die Folgen [*99*, *178*]. Die erst in den Jahren nach dem Kriege voll erkannten Nachteile der Verbindung, die auf der Radioaktivität des Thoriums, seiner Speicherung im reticulo-endothelialen System und seinen cancerogenen Eigenschaften beruhen, stellen heute eine Verwendung außer Diskussion.

Die zitierten experimentellen Ergebnisse und die klinischen Beobachtungen von Nebenreaktionen machen verständlich, daß Jodöle in den intrathecalen Räumen kaum noch Verwendung finden. Es ist auffallend, daß die Jodölventrikulographie heute vor allem in Frankreich und Ländern des romanischen Sprachgebietes noch eine größere Zahl von Anhängern besitzt, wie aus kürzlich erschienenen Zusammenstellungen von Dilenge u. Mitarb. [*56*] über 3000 Fälle, Morete di Pardal [*154*] über 1280 Fälle und Cornélis u. Mitarb. [*44*] zu erschließen ist.

Seit der Einführung des *Pantopaque* (Lafayette) durch Ramsey, French und Strain [*177*] im Jahre 1944 ist dieses Präparat zum bevorzugten Kontrastmittel für die Darstellung der cervico-thorakalen spinalen und der intracraniellen Liquorräume geworden.

Es handelt sich um eine Mischung von isomeren Äthylestern, deren Hauptbestandteil das Äthyljodphenylundecylat ist. Es zerfällt durch Hydrolyse in Äthylalkohol und Undecylsäure, die mit den Calciumionen des Liquors schwerlösliche Seifen bildet, jedoch nicht in dem Umfang, wie die Fettsäuren der Jodöle.

Präparate annähernd gleicher Konstitution sind *Myodil*, *Ethiodan* und *Discolipiodol* (Guerbet), Jod-Äthylester der Palmitin- und Stearinsäure.

Die Vorzüge der Jodester beruhen auf der geringeren Verseifungsneigung und ihrer Dünnflüssigkeit gegenüber den Ölen, die bei Körpertemperatur 17mal viscöser sind [*210*]. Da die Durchmischung mit dem Liquor aber nur selten befriedigend ist und meines Erachtens zu dessen Zusammensetzung in Beziehung steht, wurden verschiedentlich Anstrengungen unternommen, eine relativ stabile Emulsion herzustellen [*160*], wie es auch für die Jodöle durch Zusatz von Natrium-Laurylsulfat versucht wurde [*149*]. Es ist nichts darüber bekannt, daß diese Bemühungen zu einem befriedigenden Ergebnis und verbreiteter Anwendung geführt hätten.

Die allgemeine Toxicität des *Pantopaque* ist höher als die von Jodölen, die LD_{50} wurde nach intraperitonealer Injektion mit 19 g/kg (Ratte) ermittelt [*210*]. Man führt dieses auf die Resorbierbarkeit des Präparates zurück, die in der ersten Zeit höher eingeschätzt wurde, als sie tatsächlich ist [*216*]. Strain, French und Jones [*215*] stellten bei Hunden eine Resorptionsrate von 0,5—1,0 ml pro Jahr fest, Copleman [*43*] 1 ml pro Jahr, Wyatt und Spurling [*243*] 0,5 ml in 11 Monaten und Peacher und Robertson [*166*] schlossen aus der Abnahme der Schattendichte der Kontrastdepots auf deren Verminderung um 0,3—1,0 ml pro Jahr.

Beim Menschen lassen sich diese Werte nur näherungsweise ermitteln und sind von der klein- oder großtropfigen Verteilung des Kontrastmittels, seiner Fixation oder Beweglichkeit und schließlich vom eingefüllten Volumen abhängig, denn es hat sich gezeigt, daß große *Pantopaque*-Portionen relativ schneller resorbiert werden [*13*]. Aus der eigenen Erfahrung muß hinzugefügt werden, daß die angegebenen Resorptionsraten insgesamt zu hoch erscheinen. Die volumenmäßige Beurteilung des *Pantopaque*-Restdepots ist beim Patienten dadurch erschwert, daß das Kontrastmittel, wie es schon von den Jodölen und vom *Thorotrast* her bekannt war, relativ schnell in den Nervenscheiden peripherwärts abtransportiert wird. Nach zisternaler Injektion waren schon innerhalb weniger Stunden beim Hund die Lymphspalten der Hirnnervenhüllen auch in den extracraniellen Abschnitten dargestellt und mitunter auch die Verbindungen zu dem Lymphgefäßsystem der Halsregion nachzuweisen [*78*, *216*]. Diese Verbindungen zwischen Liquorraum und Lymphsystem, die bereits von Weed [*235*], später von Mortensen und Sullivan [*155*] und Ronvière [*186*] festgestellt worden waren, konnten dadurch erneut bestätigt werden.

Zunächst aber bedeutet diese Art der unkontrollierbaren Ausbreitung und die mangelhafte Resorption der Kontrastsubstanz eine Belastung der Methode. Das längere Zeit im Subarachnoidalraum verbleibende *Pantopaque* vermag als Fremdkörper, ähnlich den Jodölen, reaktive Veränderungen an den Hirn- und Rückenmarkshäuten zu erzeugen. Die Tendenz zur Verseifung ist bei den Jodestern zwar nicht so ausgeprägt, wie bei den Ölen, aber ebenfalls vorhanden und schafft einen chronischen Reizzustand. Hurteau u. Mitarb. [*108*] haben bei ihren Untersuchungen über das Schicksal von *Pantopaque* im spinalen Subarachnoidalraum den Eindruck gewonnen, daß die Trägersubstanz nicht resorbiert wird, sondern allenfalls das vom Molekül abgetrennte Jod verschwindet und bei radiologischen Kontrollen den Anschein echter Kontrastmittelresorption erweckt.

Bei diesem Sachverhalt überraschen die relativ wenigen Mitteilungen über Spätkomplikationen nach Verwendung von Jodestern in den Liquorräumen. Über Frühreaktionen wird dagegen nicht so selten berichtet. So beobachtete Davies [*53*] bei 119 Patienten nach *Myodil*-Myelographie in 56 Fällen Meningismus, Fieber, Tachykardie oder vorübergehend exacerbierte radikuläre Symptome. Liquorkontrollen nach der Injektion ergaben in den ersten Tagen eine Eiweißvermehrung bis zu 160 mg-%, eine Erhöhung der Zellzahlen auf maximal 678 Leukocyten, bzw. 1720 Lymphocyten und eine Druckerhöhung bis auf 240 mm Wassersäule [*166*]. Es ist nicht zu entscheiden, in welchem Umfang diese Erscheinungen auf das Kontrastmittel zu beziehen sind oder der Punktion zur Last gelegt werden müssen.

Bei der Beurteilung der Spätreaktionen dürfte die Abgrenzung gegenüber der Symptomatologie des Grundleidens schwierig sein. In 14 seiner 119 Fälle nimmt Davies [*53*] eine derartige, auf das Kontrastmittel zu beziehende Entwicklung aber als gesichert an. Paraesthesien und Krämpfe in den unteren Extremitäten sowie Miktionsbeschwerden standen hierbei im Vordergrund.

Es liegt eine Reihe autoptisch oder operativ gesicherter Beobachtungen vor, in denen es zu ernsthafteren Komplikationen kam [*108, 138, 166, 221, 240*]. Ein besonders eindrucksvoller und vielbeachteter Fall stammt von Erickson und van Baaren [*68*], der wegen seiner grundsätzlichen Bedeutung kurz skizziert werden soll:

Bei einem 33jährigen Mann entwickelte sich 9 Monate nach einer *Pantopaque*-Myelographie ein schweres Krankheitsbild mit unerträglichen Kopfschmerzen, Verwirrtheit, Erbrechen und Pyramidenzeichen. Das Ventrikulogramm zeigte einen Hydrocephalus internus, der auf einem Verschluß des Ausganges vom 4. Ventrikel beruhte. Hier fand sich bei der Freilegung ein umfangreicher Granulationstumor, der die oberen Abschnitte des Halsmarks ummauerte. Kurz nach dem Eingriff verstarb der Patient. Die röntgenologische Untersuchung des Präparates ergab eine Durchsetzung mit Kontrastmittel, die chemische Analyse einen Jodgehalt von 50 mg pro 100 g Gewebe (normaler *Gesamt*gehalt des Körpers 20—50 mg). Die engen räumlichen Beziehungen zwischen dem Kontraststoff und der Gewebsreaktion lassen keinen Zweifel an der gegenseitigen Abhängigkeit zu.

Die Forderung nach möglichst sparsamer Verwendung ist daher verständlich, muß aber mit einem Verzicht auf den Informationsgehalt der Untersuchung erkauft werden. Hierbei gehen die Meinungen auseinander. In den angelsächsischen Ländern ist man in den letzten Jahren wieder sehr für die sog. „Large volume Myelography“ eingetreten, für die zwischen 12 und 60 ml *Pantopaque* verwendet werden [*96, 219*]. Dieses Verfahren erscheint sehr bedenklich, denn eine möglichst vollständige Entfernung des Kontrastmittels ist mit praktischen Schwierigkeiten verbunden und wird sich niemals in zufriedenstellender Weise durchführen lassen. Die in den Wurzeltaschen und in den Maschen der Arachnoidea festgehaltenen Tröpfchen entziehen sich allen Manipulationen. Als besonders riskant hat es zu gelten, wenn das Kontrastmittel bei einer hohen Myelographie über die flach gewölbte Schulter des Clivus in die basalen Zisternen der mittleren Schädelgrube gelangt. Von hier ist es fast nie zu entfernen, so daß das Risiko einer opto-chiasmatischen Arachnitis oder von Hirnnervenschädigungen gegeben ist. Auch Augenmuskelparesen nach *Pantopaque*-Myelographie wurden beobachtet [*141*]. Bei der Verwendung von *Pantopaque* zur Ventriculographie ist ein derartiges Ereignis regelmäßig zu befürchten, besonders bei der von MONES und WERMAN (1959) [*153*] entwickelten Methode der Myeloencephalographie. Hierbei wird die Kontrastsubstanz (9—12 ml) lumbal eingefüllt und unter Kopftieflagerung des Patienten in das Ventrikelsystem geleitet. Wie auch aus den Abbildungen dieser Publikation hervorgeht, ist es hierbei unvermeidbar, daß erhebliche Portionen in die Zisternen gelangen und hier verbleiben, besonders wenn pathologische Veränderungen am Ausgang des 4. Ventrikels oder im Bereich des Foramen magnum vorliegen. Bei den 40 auf diese Weise untersuchten Kranken seien nur in einem Fall vorübergehende meningeale Erscheinungen aufgetreten.

Die Ausdehnung der Jodestermethode auf die intracraniellen Liquorräume wurde bereits kurz nach der Entwicklung dieser Substanzen 1944 durch BULL [*41*] eingeleitet, der dieses Verfahren augenscheinlich mit Bedacht und Zurückhaltung übt und nur für bestimmte Fälle der Luftfüllung vorzieht. In einem Bericht über 80 Untersuchungen werden keine Zwischenfälle erwähnt; es wurden allerdings nur vier Hirnsektionen vorgenommen, die keine auf das Kontrastmittel zu beziehende Veränderungen nachweisen ließen.

Auch in den anderen vorliegenden Mitteilungen über die *Pantopaque*-Ventriculographie [*60, 106, 150, 176, 217*] werden die Vorzüge der Methode behandelt, jedoch keine Zwischenfälle erwähnt. Nur einzelne autoptische Kontrollen stehen zur Verfügung (vier bei MCCLURE WILSON und SNODGRASS 1959 [*150*]), allerdings war der Tod jeweils kurze Zeit nach der Untersuchung eingetreten.

Das Kontrastmittel wird so vollständig wie möglich entweder direkt oder durch Lumbalpunktion aus dem Ventrikelsystem entfernt. NADJMI und SCHALTENBRAND [*156*], die die positive Kontrastmittelventriculographie bevorzugt für die topische Orientierung vor stereotaktischen Eingriffen anwenden, haben für die Entfernung des Kontrastmittels aus dem Rückenmarkssack eine spezielle Punktionskanüle entwickelt.

Im allgemeinen äußern die Vertreter der Kontrastmittelventriculographie die Auffassung, daß die Untersuchung mit Luft eine größere Belästigung des Kranken darstelle, keine ausreichenden Informationen für bestimmte Fragestellungen liefere und ebenfalls nicht frei von Komplikationen oder Risiken sei. Die Zwischenfälle und Spätreaktionen hätten gegenüber der Zahl der Untersuchungen als relativ belanglos zu gelten.

C. Erfahrungen mit resorbierbaren Kontrastmitteln in den Liquorräumen

Den ersten fehlgeschlagenen Bemühungen von KRAUSE (1912) [*121*], ein wasserlösliches Kontrastmittel in die Liquorräume einzubringen — es handelte sich um *Kollargol*, das aus verständlichen Gründen nicht vertragen wurde — folgten Versuche von SCHÜLLER u. Mitarb. in Wien (1920) [*200*] mit Natriumjodid, über deren Weiterverfolgung oder Ergebnisse nichts bekannt ist. Die Injektion von Jodkali in das Ventrikelsystem (Förstersche Resorptionsprobe) diente der Feststellung von Passagestörungen, nicht aber der Sichtbarmachung der Liquorräume und gehört der Historie an. Erst 1933 — man kannte bereits seit knapp 10 Jahren das *Lipiodol*, aber auch seine Gefahren — glückte es den beiden Schweden ARNELL und LIDSTRÖM [*6*], eine Methode zur Untersuchung des lumbalen Subarachnoidalraumes zu entwickeln, wobei als Kontrastmittel *Abrodil*, das Natriumsalz der Monojod-Methansulfosäure verwendet wurde. Dieses Präparat, das neben gleichartigen Handelsformen [*Methiodal* (Guerbet), *Kontrast U* (Leo), *Sciodan*] heute hauptsächlich für diesen Zweck zur Verfügung steht und als gering hyperbare 20%ige Lösung mit einem Jodgehalt von ca. 100 mg/ml vorliegt, hatte seine ersten Untersucher enttäuscht, offenbar weil es in zu großer Menge und zu hoher Konzentration angewandt wurde. Die 40%ige Lösung *(Intron)* ist seither aus dem Handel gezogen worden. Eine Reihe schwerer Zwischenfälle hatte die Fortführung der Untersuchungen erschwert, die erst 1944 von LINDBLOM [*132*] wieder aufgenommen wurden und in den folgenden Jahren außer in den skandinavischen Ländern in der Schweiz, in Holland und in Deutschland Popularität gewannen [*70, 124, 161, 211, 229*].

Das Verfahren bietet gegenüber den Jodölen und -estern den Vorteil einer schnellen und vollständigen Resorption des Kontrastmittels. Außerdem gestattet die geringe Viscosität des Mittels im Gegensatz zu den Ölen und Estern das Eindringen in feinste Spalten, so daß die Darstellung von Wurzeltaschen, radiculärer Strukturen und pathologischer Gebilde innerhalb des Rückenmarkssackes in ihrer Detailerkennbarkeit unübertroffen ist. Nachteilig ist die Begrenzung der Methode auf den Lumbalabschnitt und die Notwendigkeit einer vorangehenden Spinalanaesthesie, die eine Quelle von Nebenreaktionen darstellt.

Unterbleibt die Spinalanaesthesie oder ist sie unwirksam angelegt, kommt es zu heftigen Wurzelschmerzen und meningealen Reizsymptomen, die häufig von einem Kollaps gefolgt sind.

Aber bereits die Lumbalpunktion für sich kann besonders bei empfindlichen und labilen Patienten einen Frühkollaps auslösen, der der Methode als solcher nicht zur Last fällt.

Das gleiche gilt von den postpunktionellen Beschwerden in Form von Kopfweh, Schwindel und Erbrechen, die gelegentlich noch lange Zeit nach der Untersuchung auftreten und auf einer Stichlochdrainage mit kontinuierlichem Nachsickern des Liquors und Korrelationsstörungen zwischen Liquor und Blutdruck beruhen.

Ein großer Teil der Komplikationen kommt auf das Konto der Lumbalanaesthesie. Die Paralysierung der unteren Körperhälfte kann durch das Abströmen beträchtlicher Blutmengen in diese Regionen eine Kollapsneigung hervorrufen, zu deren Vorbeugung eine stark protrahierte Spinalanaesthesie von 30—45 min Dauer empfohlen wird [*89*].

Wie bei jeder Spinalanaesthesie besteht ferner die Gefahr, daß das Anaestheticum in höhere Regionen aufsteigt und schwerste Schock- und Kollapszustände herbeiführt. Einer Zusammenstellung von ERICSSON (1947) [*69*] über Komplikationen bei Spinalanaesthesien, die für chirurgische Eingriffe vorgenommen wurden, ist zu entnehmen, daß neben derartigen Allgemeinreaktionen durch die chemisch-toxische Einwirkung des Anaestheticums auf umschriebene Gebiete des Rückenmarks oder Zentralorgans funktionelle Ausfälle verschiedener Art und Ausweitung, Paresen, Myelitis, Encephalitis, epileptiforme Anfälle zu beobachten waren. In der Regel bilden sich diese Erscheinungen zurück. Nur in einem Fall auf 10000 ist mit bleibendem Defekt zu rechnen; auf 5000 Lumbalanaesthesien kommt ein Todesfall, wobei hervorzuheben ist, daß Spinalanaesthesien aus chirurgischer Indikation größerer Mengen des Anaestheticums bedürfen, als die Myelographie.

Der Einzelfall wird nicht immer klar erkennen lassen, auf Grund welchen Umstandes und welcher pathogenetischer Verknüpfungen eine Nebenreaktion zustandegekommen ist.

Die Zwischenfälle, die auf das Kontrastmittel bezogen werden, beanspruchen in diesem Zusammenhang aber das besondere Interesse.

Eine meningeale Reaktion auf *Abrodil* ist nichts Ungewöhnliches. Bei Nachpunktionen hat man in einem Drittel der Fälle Zellvermehrungen im Liquor bis zu Werten von 4000/3 Zellen, eine Erhöhung des Gesamteiweißes und pathologisch veränderte Mastixkurven feststellen können [*164*]. Diese Reaktion pflegt sich innerhalb von 14 Tagen zurückzubilden und scheint in einer gewissen Korrelation zu den postmyelographischen klinischen Beschwerden zu stehen [*191*].

Bereits während oder nach der Injektion des Kontrastmittels kann ein Kollaps auftreten, wenn durch ungenügende Anaesthesie eine Irritation der Nervenwurzeln und ein Abfall des Blutdruckes zustandekommen [*134*]. Auch eine im unmittelbaren Anschluß an die Injektion auftretende Verstärkung der vorbestehenden radiculären Symptome, der Befall von Ausbreitungsgebieten, die bisher nicht am Grundleiden beteiligt waren, Spasmen, Sphincterparesen und Kreuzschmerzen werden auf eine unzureichende Anaesthesie bezogen. Derartige Sensationen können auch erst Stunden nach der Untersuchung in Erscheinung treten, wenn die Anaesthesie nachläßt, und insbesondere scheinen vorgeschädigte Wurzeln sehr empfindlich zu sein [*117*]. Schließlich sind auch epileptiforme Krämpfe, Paresen und radiculäre Reizerscheinungen im Gebiet höherer, nichtanaesthesierter Segmente beobachtet worden, die den Schluß zulassen, daß das Kontrastmittel aus der Lumbalregion aufsteigt. Eine Abwanderung in dieser Richtung ist von Denstad [*55*] nachgewiesen worden. Es konnte gezeigt werden, daß die Lagerung des Patienten nach der Untersuchung von maßgebendem Einfluß auf die *Abrodil*-Konzentration in der großen Zisterne ist. Im Sitzen gelangen in den Zisternenliquor nur geringe Abrodilmengen, während im Liegen die Kontrastmittelbeimischung deutlich größer ist, nach $1^1/_2$—2 Std. einsetzt und in der 3. Std. nach der Untersuchung ihr Maximum erreicht.

Das Phänomen einer lumbo-craniellen Liquorbewegung hat Eichler u. Mitarb. [*63*] zu der Vermutung einer lumbalen Liquorquelle geführt, was von anderer Seite bestritten wurde [*16*]. Wie es scheint, darf man von keiner echten Strömung sprechen, sondern allenfalls von einer Fluktuation, die von Produktion, Druckschwankungen und Resorption des Liquors abhängig ist [*181, 195*]. Denstads Feststellungen haben jedenfalls zu der praktischen Konsequenz geführt, den Kranken nach der Myelographie aufrecht sitzen zu lassen und die horizontale Lagerung strikt zu vermeiden. Die Entfernung des lumbalen Kontrastliquors nach der Untersuchung hat sich dagegen nicht allgemein durchgesetzt.

Myelographiezwischenfälle sind von fast allen Untersuchern, die sich mit der Methode befaßt haben, mitgeteilt worden. Es liegen Berichte vor von Friberg und Hult [*79*], die in 10 von 1000 Fällen epileptiforme Krämpfe mit Bewußtseinsverlust beobachteten, die Zusammenstellung von Knutson [*120*] über

900 Fälle und Mitteilungen von FISCHER [70], HÄUSSLER [95], HOFMANN [102], ØDEGARD [162] und REINHARDT [179]. Andere Autoren haben derartige Zwischenfälle nicht erlebt [161, 171]. Zwei Todesfälle sind bekannt geworden: Über den einen hat KNUTSON [120] berichtet — ein Zusammenhang mit der Myelographie konnte nicht mit Sicherheit angenommen werden —, den zweiten, bei dem der Tod im Status epilepticus eintrat, haben NEUMANN und STROHMAYER [158] publiziert. Es erscheint von besonderer Wichtigkeit, daß bleibende neurologische Ausfälle nach Abrodil-Myelographie offenbar von niemandem beobachtet worden sind.

Trotz der starken Verbreitung, die die Methode der lumbalen Myelographie mit resorbierbaren Kontrastmitteln gefunden hat, haben die Zwischenfälle nicht in gleichem Maß zugenommen, sondern sind seltener geworden. Die zunehmende Perfektion und Standardisierung der Methode, die peinliche Beachtung der notwendigen Voraussetzungen und die mit den Jahren gewachsene Erfahrung kommen hierin zum Ausdruck. Bei kritischer Durchsicht der Literatur und insbesondere der Berichte über Zwischenfälle mag es scheinen, daß ein großer Teil bei geeigneter Technik zu vermeiden gewesen wäre und heute vermieden würde.

Der Vorzug der Resorbierbarkeit des Kontrastmittels *Abrodil*, der es vor den öligen Präparaten, die in den Liquorräumen zur Anwendung gelangen, auszeichnet, muß mit dem Nachteil mangelnder Indifferenz gegenüber dem Nervengewebe erkauft werden. Die Natur dieser „Reizwirkung" ist aber weitgehend ungeklärt. Bei versehentlicher Unterlassung der vorauszuschickenden Lumbalanaesthesie kommt der *Abrodil*-Effekt voll zur Wirkung: es setzen unmittelbar schwere radikuläre Schmerzen ein, eventuell kommt es zu Spasmen in den unteren Extremitäten, zum Kollaps. Wird der Kranke dann horizontal gelagert, können durch die Verteilung des Kontrastmittels im spinalen Subarachnoidalraum auch höhere Segmente befallen werden; strömt es hierbei auch in die intracraniellen Liquorräume ein — in gewissem Umfang ist das, wie wir aus den Untersuchungen von DENSTAD [55] wissen, bei jeder Myelographie der Fall — sind generalisierte Krampfanfälle möglich. KLOSS [117] hat einen Fall beschrieben, bei dem 8 ml *Abrodil* versehentlich in die Cisterna magna eingebracht wurden. Es entwickelte sich eine absteigende Parese, die sich innerhalb von Stunden zurückbildete und keine Spätfolgen hinterließ.

Die Dauer der Symptomatik steht offensichtlich in Abhängigkeit von der Resorptionsgeschwindigkeit des Kontrastmittels. ØDEGARD [162] hat hierüber Untersuchungen angestellt und konnte noch nach 1 Std. einen flauen Schatten in der Lumbalregion beobachten, doch kann diese Art des Nachweises nur näherungsweise einen Eindruck vom Resorptionstempo vermitteln. Die Messungen von DENSTAD [55] ergeben genauere Werte. Es zeigt sich, daß eine 20 min. nach der Injektion des Kontrastmittels festgestellte *Abrodil*-Konzentration im Liquor von 5,17% nach 1 Std 10 min auf 2,58% reduziert wird. Als Faustregel kann also gelten, daß in 1 Std etwa 50% resorbiert werden. Deutlich niedrigere 1 Std-Werte sind zu erreichen, wenn 15—30 ml des Kontrastliquors nach der Untersuchung abgelassen werden, wovon im allgemeinen aber kein Gebrauch gemacht wird, da die Wirksamkeit der Lumbalanaesthesie sich über 2—3 Std. erstreckt und in dieser Zeit der weitaus größte Teil des Kontrastmittels resorbiert ist. Der noch verbliebene Rest liegt in so schwacher Verdünnung vor, daß Erscheinungen nicht zu befürchten sind.

Ist durch das Unterlassen der Lumbalanaesthesie oder infolge unrichtiger Injektion das Anaestheticums eine solche, für den Patienten und für den Untersucher katastrophale Situation eingetreten, vermag nur die umgehende Einleitung einer Allgemeinnarkose von etwa 2—3 Std Dauer weitere Komplikationen zu verhüten. Narkose oder Spinalanaesthesie sind sowohl bei der diagnostischen Anwendung resorbierbarer Kontrastmittel in den Liquorräumen, als auch bei der Zwischenfallsbekämpfung von hervorragender Bedeutung. Die Vermutung wäre berechtigt, hierin eine dem Anaestheticum eigentümliche Schutzwirkung für das Nervengewebe gegenüber der zunächst nicht näher zu definierenden Noxe des Kontrastmittels zu erkennen. Art und Mechanismus eines derartigen Schutzeffektes sind allerdings schwer vorstellbar. Das Problem kann auch noch von einer anderen Seite beleuchtet werden. Hierzu gibt eine Untersuchungsmethode Gelegenheit, die man aus verschiedenen Gründen wegen der ungenügenden diagnostischen Zuverlässigkeit gegenüber der Myelographie [*137*] und nicht zuletzt wegen der dabei auftretenden Komplikationen verlassen hat, nämlich die Peridurographie.

Nach vorangegangener Anaesthesie des Periduralraumes wird dieser durch anschließende Injektion eines wasserlöslichen Kontrastmittels zur Darstellung gebracht, wobei ein Einblick in bestimmte Abschnitte des Spinalkanals, z.B. in den Canalis sacralis und die lumbosacrale Übergangsregion erhalten wird, die bei der subarachnoidalen Füllung des Rückenmarkssackes nicht in dieser Form erfaßt werden können.

Bereits die Schöpfer der Methode, Knutson und Karlén [*118*, *119*], mußten aber 1941 und 1942 bei 45 Fällen über drei schwere Komplikationen mit einem Exitus berichten. Kurz nach der Untersuchung waren Muskelspasmen aufgetreten, die unter Bewußtseinsverlust in anhaltende Krämpfe übergingen, von denen sich zwei Patienten zwar völlig erholten, einer aber nach 3 Tagen verstarb. Die Sektion ergab multiple Wirbelfrakturen mit Hämatomen in der Lendenmuskulatur und massive Fettembolien in Lunge, Hirn und Nieren. Ein weiterer Todesfall wird von Penzholz [*168*] beschrieben, ein dritter findet bei Panter [*164*] Erwähnung. Die klinische Charakteristik und der Ablauf des Geschehens sind bei diesen Fällen durchaus ähnlich. Ebenfalls schwerwiegende Komplikationen, zwar ohne tragischen Ausgang, aber mit Krämpfen und Krampffrakturen, Kollaps, Bewußtlosigkeit, meningealen Reizerscheinungen usw. wurden von zahlreichen Autoren mitgeteilt [*2*, *184*, *212*, *48*].

Man war sich darüber im klaren, daß das unbeabsichtigte Eindringen von Kontrastmittel in den Rückenmarkssack für die Zwischenfälle verantwortlich war, allerdings nicht über den Weg, auf dem das geschieht und ebensowenig über die Art des Kontrastmitteleffektes am nervösen Gewebe.

Während die unverletzte Dura für Farbstoffe, die in den Epiduralraum eingebracht werden [*114*], offenbar unpassierbar ist, ist dies nicht der Fall für Salycylate und Lactoflavin [*190*] und auch nicht für ein Anaestheticum, das allerdings nur sehr langsam diffundiert [*126*]. Nach periduraler Injektion von 20 ml *Abrodil* (30%) war nach 10 min eine Anreicherung organischen Jods im Liquor von 100 mg-%, nach 60—90 min von maximal 600 mg-% zu beobachten [*89*].

In der gleichen Zeit beträgt nach den Berechnungen von DENSTAD [*55*] die *Abrodil*-Konzentration im Liquor 2,58% bei subarachnoidaler Injektion, was unter Zugrundelegung des Molekulargewichtes von 244 einem Jodgehalt von etwa 1300 mg-% entspricht. Der Vergleich der Werte zeigt, daß die aus dem Periduralraum diffundierenden Quantitäten recht beträchtlich sind. Auch eine Eiweißvermehrung im Liquor, eine mäßige Pleocytose hatten als Ausdruck einer Irritation der weichen Rückenmarkshäute durch diffundiertes Kontrastmittel zu gelten. Druckerhöhung im Cavum epidurale bei der Injektion, gefolgt von einer Drucksteigerung im Liquorraum erleichtert die Durchdringung der Rückenmarkshäute, die selbstverständlich von Fall zu Fall und in Abhängigkeit vom diffundierenden Stoff verschiedene Grade aufweist. Weder eine Verletzung, noch eine angeborene Spaltbildung der Dura, noch die Verletzung einer Wurzel, in deren Hüllen das Kontrastmittel in den Subarachnoidalraum vordringen kann, wie man vermutet hat [*168*], sind also notwendige Voraussetzungen für dessen Erscheinen im Liquor.

Die schweren Zwischenfälle bei der Peridurographie beruhen meines Erachtens auf folgendem Sachverhalt:

Die peridurale Anaesthesie ist in ihrer Ausdehnung schwer zu kontrollieren, da sie sich auf keinen präformierten Raum erstreckt. Es ist keineswegs garantiert, daß die Wurzeln ausnahmslos anaesthesiert werden, die mit dem anschließend injizierten Kontrastmittel in Berührung geraten. Das Anaestheticum paralysiert die epiduralen Abschnitte der Nervenwurzeln und dringt in der Richtung des geringsten Widerstandes peripherwärts gegen die Zwischenwirbellöcher vor, die Diffusion durch die Rückenmarkshäute tritt dagegen zurück und erreicht nur Konzentrationswerte im Liquor von 2—4,3 mg-% [*36, 37, 38, 57*], während die Wirkungskonzentration bei der Lumbalanaesthesie bei 17—25 mg-% liegen muß [*35*]. Das Kontrastmittel kann also auf Wurzeln einwirken, die der Anaesthesie entgangen sind und diffundiert in einen Subarachnoidalraum, dessen Wurzelstrukturen von dem schwer eindringenden Anaestheticum kaum erfaßt werden. Auf diese Weise kommen im günstigen Fall radiculäre Reizerscheinungen, Schmerzen und Spasmen, im ungünstigsten Falle die Beteiligung höherer Segmente und durch das Eindringen des Kontrastmittels in die zisternalen Liquorräume generalisierte Krampfanfälle zustande. Der Tod im Status epilepticus erfolgt dann durch Atemstillstand, durch die Dysregulation der Kreislaufreflexe, oder wie in dem Fall von KARLÉN [*115, 116*] durch massive Fettembolien bei multiplen Krampffrakturen, ist aber kein direkter Effekt des Kontrastmittels.

Die Verringerung von Komplikationen bei Verwendung von Präparaten mit 10% *Periston*-Zusatz (*Perabrodil „M“* [Bayer]), wurde auf die dadurch herabgesetzte örtliche Reizwirkung der hypertonen Lösung bezogen [*114, 196*]. Es ist sicher von ausschlaggebender Bedeutung, daß durch diesen Zusatz die Diffusionsgeschwindigkeit des Kontrastmittels in den nichtanaesthesierten Liquorraum verringert wurde.

Die Zwischenfälle einer weitgehend verlassenen Methode vermitteln wichtige Erkenntnisse für die Wertung und Beurteilung der Komplikationen bei der Myelographie mit resorbierbaren Kontrastmitteln und für deren Verwendung in den Liquorräumen überhaupt. Das ausschlaggebende Moment für die Vermeidung derartiger Ereignisse muß daher in einer einwandfreien Anaesthesie gesehen werden, die über die ersten wesentlichen Stunden der Resorption des Kontrastmittels anhält, bis dessen Konzentration im Liquor eine wirkungslose Verdünnung erfahren hat, und selbstverständlich alle Strukturen erfaßt, die mit dem Kontraststoff in Berührung geraten können. Durch entsprechende Lagerung ist dafür Sorge zu tragen, daß ein Aufsteigen der Substanz in nicht anaesthesierte Gebiete verhindert wird. Bei der periduralen Anaesthesie sind diese Forderungen nicht erfüllt, da das Anaestheticum keine genügende Konzentration im Liquor erreicht, die Diffusion des Kontrastmittels in den Liquorraum aber nicht unbeträchtlich ist. Bei der Spinalanaesthesie sind dagegen die Verhältnisse wegen des hier vorliegenden präformierten Raumes von vornherein günstiger und Komplikationen nur bei unsachgemäßem Vorgehen zu befürchten.

Die übereinstimmenden klinischen Berichte von Komplikationen nach Myelographie und die Rückbildung der Symptome ohne Hinterlassung von Spätfolgen vermögen nicht den Eindruck zu erwecken, daß am Zentralnervensystem oder an den Nervenwurzeln irreversible Schäden zustande gekommen sind. Es sei nochmals auf den von Kloss [*117*] mitgeteilten Fall mit versehentlicher zisternaler *Abrodil*-Injektion hingewiesen, dessen Symptome restlos verschwanden und auf die eigene Beobachtung einer Injektion von *Urografin* (60%) in den cervicalen Subarachnoidalraum bei einer Vertebralisarteriographie. Die Untersuchung fand in Narkose statt, die auf Grund dieses Ereignisses über 3 Std ausgedehnt wurde. Neurologische Ausfälle waren auch später nicht zu beobachten.

Die Art des Kontrastmittels erscheint von geringer Bedeutung. Es liegt kein ersichtlicher Grund für die Annahme vor, daß z.B. *Perabrodil* toxischer wäre als *Abrodil*. Die LD_{50} als Ausdruck der allgemeinen Toxicität ist zwar nur in beschränktem Umfang für die Beurteilung einer örtlichen Toxicität am Zentralnervensystem heranzuziehen, liegt aber für *Perabrodil* mit $6{,}0 \pm 0{,}4$ mg/g Ratte nach intravenöser Injektion in 35%iger Lösung niedriger als die von *Abrodil* mit $4{,}8 \pm 0{,}4$ mg/g [*106*]. Zsebök [*244*] empfiehlt für die lumbale Myelographie sogar ein Kontrastmittel, das die gleiche Muttersubstanz enthält wie das *Perabrodil*, nämlich das *Joduron* (Cilag) und hat hierbei keine Komplikationen gesehen. Während es sich bei dem *Perabrodil* um das Diäthanolaminsalz der 3,5-Dijod-4-pyridon-N-Essigsäure handelt, liegt beim *Joduron* das Morpholinsalz vor. Auch van der Werff [*238*] hat neben den allgemein üblichen Kontrastmitteln vom Typ des *Abrodils* andere Verbindungen augenscheinlich ohne bemerkenswerte Zwischenfälle benutzt, und zwar das *Diodon* (B. P.) in 25%iger Lösung (ein *Perabrodil*-Präparat), das *Uropac* in 37,5%iger Lösung und in gleicher Konzentration *Uroselectan B* (Schering), bei denen es sich um Di-Natriumsalze der N-Methyl-3,5-dijod-4-pyridon-2,6-dicarbonsäure handelt, deren Allgemeintoxicität, ausgedrückt in der LD_{50}, mit 8,0—9,0 mg/g Ratte nach intravenöser Injektion niedriger ist als die des *Perabrodils* oder *Abrodils* [*129*].

Völlige Unklarheit besteht über den Mechanismus der Reizwirkung dieser Kontrastsubstanzen auf das nervöse Parenchym, wie auch die Allgemeinreaktionen, die gelegentlich nach intravasalen Kontrastmittelinjektionen zu beobachten sind, bis heute keine befriedigende Erklärung gefunden haben.

Die Hersteller (z.B. Bayer) verweisen im allgemeinen auf die Hypertonie ihrer Präparate (die 20%ige *Abrodil*-Lösung ist etwa fünffach hyperton) und begründen die Notwendigkeit einer vorangehenden Lumbalanaesthesie mit dem Reizeffekt dieser osmotisch wirksamen Lösungen. Auch klinische Untersucher vertreten die Auffassung, daß die Nebeneffekte intrathecal injizierter Kontrastmittel zu deren Molekularkonzentration in proportionalem Verhältnis stehen [*244*].

Da das Jod als Allergen bekannt ist, hat man die Begriffe der Überempfindlichkeitsreaktionen und des Jodismus auch auf die Nebenwirkungen übertragen, die nach Verabfolgung jodhaltiger Kontrastmittel in den Liquorräumen zu beobachten waren [*79, 115, 116*]. Das setzt eine Abspaltung des im Molekül fest gebundenen Jods voraus, die zwar von den Herstellern bestritten wird, aber sicherlich stattfindet. Diese Vorstellungen treffen aber wohl nicht den Kern der Sache. Die Komplikationen und Todesfälle zeigen nicht das Bild eines anaphylaktischen Schocks oder eines Jodismus. Lange gelagerte Kontrastmittelampullen sollen zum Teil freies Jod enthalten [*177*], es ist aber nicht erwiesen, daß gerade bei Zwischenfällen überalterte Lösungen benutzt wurden. Auch im Falle einer Abspaltung würde das Jod als Anion, also in einer Form vorliegen, von der auch eine örtliche Gewebsirritation bei den verwendeten Konzentrationen nicht zu erwarten ist. Die Oxydierung der Anionen zu elementarem Jod ist zwar theoretisch denkbar, aber unwahrscheinlich. Dann wären allerdings schwere irreversible Gewebsschäden mit Nekrosen zu erwarten. Die Zwischenfälle nach Myelographien zeichnen sich aber gerade durch die vollständige Rückbildung der Symptomatik aus.

Überdies ist die Reizwirkung des Kontrastmittels gegenüber den nervösen Strukturen nicht auf Einzelfälle mit Komplikationen beschränkt, sondern tritt regelmäßig dann in Erscheinung, wenn die Anaesthesie unvollkommen ist oder versäumt wird.

Weder die osmotische Wirksamkeit der Präparate, noch eine eventuelle Jodabspaltung vermögen aber die Komplikationen oder die Reaktionen der nervösen Organe gegenüber dem Kontrastmittel befriedigend zu erklären. Es ist vielmehr anzunehmen, daß das Molekül eine eigene chemisch-toxische Wirkung entfaltet. Auf diese Zusammenhänge wird im experimentellen Teil noch einzugehen sein.

Es hat nicht an einzelnen Versuchen gefehlt, den erprobten Anwendungsbereich der wasserlöslichen, resorbierbaren Kontrastmittel auszuweiten und über die Lumbalregion hinaus die oberen Abschnitte des Subarachnoidalraumes und sogar die intracraniellen Liquorräume dieser diagnostischen Methode zugänglich zu machen. Derartige Bestrebungen gehen bereits auf die Untersuchungen von VIVIANI u. Mitarb. [*233*] im Jahre 1933 zurück, die auf dem lumbalen Weg, ähnlich dem Vorgehen bei der Luftencephalographie, eine Ventrikelfüllung versuchten, aber keine brauchbaren Ergebnisse erhielten. Sie beobachteten radikuläre Reizerscheinungen, die nach etwa 30 min abklangen und durch vorangehende Novocaininstillationen gemildert werden konnten.

Auch in neuerer Zeit unternommene Versuche einer Darstellung der intracraniellen Liquorräume durch *Methiodal* wurden wegen hierbei auftretender Krämpfe der Versuchstiere nicht fortgesetzt [*231*]. Dagegen konnte FUNKQUIST (1960) [*81*] bei Hunden cervicale Myelographien mit einem *Abrodil-Xylocain*-Gemisch durchführen, ohne daß stärkere Nebenreaktionen in Erscheinung traten.

D. Ergebnisse experimenteller Untersuchungen über Kontrastmittelschäden am Zentralnervensystem

Bei Untersuchungen über die Verträglichkeit eines Kontrastmittels für das Zentralnervensystem oder Art und Ausmaß der krankhaften Reaktionen dieses Organs können beide Wege der üblichen Untersuchungstechnik beschritten werden: Auf dem einen Weg wird das Kontrastmittel über das Gefäßsystem zugeführt, auf dem anderen über das Hohlsystem, die Hirnkammern oder die subarachnoidalen Liquorräume. Eine Prüfung der allgemeinen Toxicität des Kontrastmittels durch die Ermittlung der LD_{50} gibt jedoch keine verbindlichen Aufschlüsse über dessen Verhalten gegenüber dem Zentralorgan. Es kann sogar der Fall sein, daß ein Präparat allgemein guter Verträglichkeit vom Zentralnervensystem besonders schlecht toleriert wird [*104*].

Die Feststellung von Reaktionen des Zentralorgans auf den Kontakt mit Röntgenkontrastmitteln kann durch eine feingewebliche Untersuchung erfolgen, sie kann aber auch durch den Nachweis funktionell-pathologischer Vorgänge vermittelt werden, nämlich durch die Prüfung der Schrankenfunktion und der Hirnstromkurven. Da die angiographische Diagnostik das Hauptinteresse beanspruchte, bezogen sich die bisherigen experimentellen Untersuchungen im wesentlichen auf Veränderungen nach intravasaler Verabfolgung, während über Reaktionen auf intrathecale Einbringung von Kontrastmitteln kaum Ergebnisse vorliegen.

Diese bei experimentellen Angiographien gewonnenen Erkenntnisse über die funktionell und morphologisch erfaßbaren Veränderungen am Zentralorgan und seinen Gefäßen sind aber sehr aufschlußreich für die Prüfung von Kontrastmitteleffekten, wenn die Substanz über das Hohlsystem an das Hirn- und Nervengewebe herangebracht wird.

Das Zentralnervensystem nimmt im Stoffwechsel eine Sonderstellung ein. Während im übrigen Organismus die Capillarwand ein recht grobes Filter ist, und erst die Zellmembran die Funktion einer Barriere ausübt, die den Durchtritt lebenswichtiger Stoffe gestattet und das Eindringen schädlicher verhindert, ist diese Abschirmung am Zentralorgan bereits in der Gefäßwand vorhanden. Über das morphologische Substrat dieser Barriere hat es langdauernde Diskussionen gegeben. Die einen hielten die Endothelauskleidung der Capillaren hierfür [*27, 208*], die anderen verlegten die Schranke weiter peripherwärts auf das Niveau der Membrana limitans gliae [*227*]. Der ersten Auffassung wird entgegengehalten, daß das Endothel sich mit Farbstoffen, die die Schranke nicht passieren, anfärbt; der zweiten, daß eine Membrana limitans gliae nicht nur um die Gefäße angelegt ist, sondern sich auch anderenorts, z. B. an der Hirnoberfläche vorfindet, ohne daß sie hier eine Barrierenfunktion ausübt. Man ist heute der Auffassung, daß sich der Begriff der Schranke nicht so eng fassen und nicht auf eine bestimmte Gewebsstruktur begrenzen läßt. Tatsächlich ist eine Vielzahl von morphologischen Elementen am Aufbau und an der Funktion der Schranke beteiligt: neben Endothelrohr und Gliamembran auch die aus Mucopolysacchariden bestehende, faserig differenzierte Grundsubstanz in der Gefäßumgebung und die benachbarte Astroglia. Unter Aufgabe eines konkreten morphologischen Begriffes muß man ferner das gesamte Zellorgan des Zentralnervensystems in die Schrankenkonstruktion einbeziehen, so daß mit QUADBECK [*172*] die stoffwechselphysiologische Situation zwischen Gehirn und Blutkreislauf der einer einzigen großen Zelle vergleichbar ist.

Es hat sich herausgestellt, daß diese Barriere keine Membran im üblichen physiko-chemischen Sinne ist, und daß die Prinzipien des Donnan-Gleichgewichtes nicht streng beachtet werden, sondern daß vielmehr eine selektive, gerichtete Permeabilität die beiderseits der Membran gelegenen biologischen Medien in sinnvoller Weise verbindet. Es handelt sich keineswegs um ein Feinfilter mit vorgegebener Passageleistung entsprechender Größe, Ladung oder Lipoidlöslichkeit der durchtretenden Teilchen, sondern der Durchgang von Stoffen wird den wechselnden Bedürfnissen des Hirnparenchyms angepaßt und ist nur zu einem Teil energieunabhängig, während selbst so wichtige Versorgungsgüter, wie die Glucose, unter Energieaufwand durch die Schranke transportiert werden müssen. Andere Stoffe (z.B. Kalium- und Natriumionen) werden über Carrier-Systeme, die ebenfalls Energie benötigen, überführt. Der Wasserdurchgang durch die Schranke ist zwar frei und wird von den Gesetzen der physikalischen Permeabilität (osmotischer Druck, onkotischer [kolloidosmotischer] Druck) bestimmt, der Transport des Wassers aus den Geweben, die „Flüssigkeitspumpe", bedarf aber einer Energieversorgung, die von den Zellen des Zentralorgans zu leisten ist.

Da somit das gesamte Zentralorgan am Aufbau und an der Wirksamkeit dieser Abschirmung beteiligt ist, wird verständlich, daß schädigende Noxen, die das Organ auf irgendeinem Weg erreichen, zunächst eine Störung dieser Schrankenfunktion bewirken können. Diese erfolgt also nicht nur als Reaktion auf Schädlichkeiten, die über das Capillarrohr herangetragen werden, sie kann zustande kommen bei ganz verschiedenen Noxen chemischer, thermischer oder mechanischer Natur und insbesondere bei allen Vorgängen, die unter dem Begriff der Hypoxydose (Sauerstoff-, Nährstoff-, Wirkstoffhypoxydose) zusammengefaßt werden [*172*]. Diese Tatsachen sind besonders wichtig, weil durch den Nachweis einer Schrankenfunktionsstörung am Zentralorgan hervorgerufene Schäden nach intravasaler oder intrathecaler Einbringung chemischer Substanzen (Kontrastmittel) zu objektivieren sein könnten.

Für Stoffe, die auf dem Blutwege an das Zentralorgan herangebracht werden, existieren drei Wege, um mit dem Hirngewebe in Beziehung zu treten. Der erste führt über das Capillarbett an das Hirnparenchym heran und setzt die Überwindung der Blut-Hirn-Schranke voraus. Der zweite führt über die Liquorproduktionsstätten, als die nicht nur die Plexus chorioidei, sondern sämtliche meningealen und ependymären Auskleidungen des Hohlsystems zu gelten haben, und bedingt die Überwindung der Hirn-Liquor-Schranke. Diese Passage wäre sinnlos, wenn nicht drittens die Möglichkeit gegeben wäre, unbehindert mit dem Hirngewebe in Beziehung zu treten.

Einer Differenzierung in Blut-Hirn- und Blut-Liquor-Schranke, wie sie von WALTER (1929) [*234*] postuliert wurde, wird heute von verschiedenen Seiten entgegengetreten [*173*]. Die unterschiedliche Permeabilität dieser Schranke für bestimmte Kolloide und Farbstoffe entsprechend Dispersitätsgrad, saurer oder basischer Reaktion und Lipoid- oder Benzollöslichkeit berechtige nicht zu einer derartigen Trennung. Gemeinsam sind beiden Schrankenformen die physikalischen Grundvorgänge: Diffusion, Osmose, gerichtete Absorption wie bei allen intakten Gewebsgrenzen, wobei Unterschiede im kolloidosmotischen Verhalten darauf beruhen, daß es sich bei diesen durch Membranen getrennten Medien einmal um das kolloid- und eiweißreiche Hirngewebe, den an solchen Substanzen armen Liquor und das wieder relativ kolloidreiche Blut handelt. Dieser unterschiedliche Gehalt an negativen Kolloidelektrolyten steht in gutem Einklang mit den Permeabilitätsprüfungen für saure und basische Farbstoffe an beiden Schranken und entspricht etwa auch den Prinzipien der Donnan-Regel [*80*]. Über die Vorgänge der physikalischen Permeabilität im Sinne eines Konzentrationsausgleiches hinaus verfügt die Schranke aber über ein außerordentliches Ausgleichsvermögen und regulatorische Eigenschaften, die zu einem aktiven Stofftransport unter Energiezufuhr und einer den Bedürfnissen des Organs oder der Zelle angepaßten selektiven Funktion befähigen („Physiologische Permeabilität" Höber [*101*]).

Untersuchungen über Ausmaß und Geschwindigkeit des Übergangs verschiedener Substanzen vom Blut in die Liquorräume oder in das Hirngewebe sind in großem Umfang getätigt worden. Es hat sich dabei herausgestellt, daß z.B. der Übertritt von intravenös injiziertem Na^{24} in das Hirn nur zum Teil über das Capillarsystem vonstatten geht, während in den oberflächlichen Rindenschichten und in den subependymären Gebieten der Ventrikelumgebung eine Diffusion aus dem Liquor erfolgt [*49*].

Die Passage von Stoffen aus dem Liquor in das Gewebe der nervösen Zentralorgane folgt im wesentlichen den Gesetzen der Diffusion, da eine Liquor-Hirn-Schranke nicht existiert. Die ursprüngliche Auffassung, daß der gesamte Stoffwechsel des Zentralorgans über den Liquor erfolge [*213*], ist aber seit langem widerlegt [*208, 234*].

Die Beziehungen zwischen Liquor und Hirn sind von besonderem Interesse im Hinblick auf das Schicksal von Kontrastmitteln, die in die Liquorräume eingebracht werden. Die intrazisternale Injektion von Farbstoffen zeigt unterschiedliche Ergebnisse. So dringen grobdisperse Farbstoffe, wie z.B. Tusche, nur bis zum Boden des Pialtrichters vor [*94*], während diffusible saure Farbstoffe (Trypanrot, Eisensalze) in breiter Front von der Oberfläche aus in das Hirngewebe eintreten [*85, 113, 183, 236*]. Bei vielen Substanzen, deren Aufnahme aus dem Blutkreislauf in das Zentralnervensystem nur zögernd vonstatten geht, z.B. Na^{24} und P^{32}, erfolgt nach intrazisternaler Injektion ein sehr schneller Übergang in das Hirngewebe, so daß bei P^{32} bereits nach 30—60 min ein Aktivitätsausgleich zwischen Hirn und Liquor eingetreten ist [*7, 8, 9, 188, 218*]. Daraus ist zu schließen, daß die extracelluläre Hirnflüssigkeit und der Liquor eine Einheit bilden, die sich in ihren einzelnen Komponenten rasch ergänzen kann. Nach den Erfahrungen von Lewandowsky [*130*] mit Ferricyanid hat man die schnelle Liquor-Hirn-Passage für eine Reihe von Medikamenten, insbesondere Chemotherapeutica, praktisch zu nutzen versucht, allerdings mit enttäuschendem Ergebnis [*4, 62, 111, 113, 208*]. Der Effekt trat langsamer ein, und es mußte angenommen werden, daß eine Diffusion der Substanz in das Hirngewebe fast nur in der nächsten Umgebung der Applikationsstelle stattfand. Dispersitätsgrad, Konzentration und elektrische Ladung sind für das Tempo der Diffusion ausschlaggebende Momente.

Neben den Gesetzen der Diffusion spielt beim Stoffaustausch zwischen Liquor und Hirngewebe der „onkotische Zug" des kolloidreichen Mediums Gehirn, seine wasseranziehende Kraft, eine wichtige Rolle. Jedenfalls ist also hier keine Barriere vorhanden, sondern es findet eine Passage statt, die im Gegensatz zur Blut-Hirn-Schranke den Prinzipien der Allgemeinpermeabilität im wesentlichen gehorcht [*62*].

Für die vorliegenden Untersuchungen sind noch die Fragen der Liquorströmung und -resorption von Interesse. Im Zusammenhang mit dem Schicksal von *Abrodil* im lumbalen Spinalsack wurde bereits darauf hingewiesen, daß weniger von einer gerichteten Strömung als vielmehr von einer Liquorbewegung gesprochen werden muß, die von verschiedenen Faktoren, dem Blutfüllungsgrad der Gefäße, den Kreislaufverhältnissen, dem Venendruck, der Körperlage und -bewegung abhängig ist [*103*]. Die Resorption erfolgt praktisch ubiquitär, also nicht nur über die Pacchionischen Granulationen in den großen Blutleitern, sondern auch über die Venen der meningealen Auskleidungen [*1*, *61*, *92*, *107*], über die Nervenscheiden [*97*], wie durch den Transport von Kontrastmitteln auf diesem Wege sichtbar gemacht wurde [*215*], und auch retrograd über die chorioidalen Plexus. Die Tracer-Untersuchungen haben außerdem ergeben, daß der Transport von Stoffen aus dem Liquor in das Blut wesentlich schneller erfolgt als auf dem umgekehrten Wege.

Dagegen besteht keine freie Verbindung zwischen dem Liquorraum und den perivasculären Spalten der intracerebralen Gefäße, den Virchow-Robinschen Räumen, wie aus den Farbstoffversuchen von Weed (1914) [*235*] hervorgeht. Der Ansicht Sepps [*201*] über eine Liquorresorption in diesen Spalten wird von den meisten Autoren widersprochen. Farbstoffgefüllte Makrophagen, die sich hier nach intrazisternaler Trypanblau-Injektion finden lassen, liefern nach Schaltenbrand und Wolff [*195*] hierfür keinen Beweis, da es sich um mobile Zellelemente handelt. Bezüglich der Resorption von *Abrodil* vertreten diese Autoren die Auffassung, daß sie vorwiegend über die Meningen vonstatten geht.

Physikalisch wird die Liquorresorption durch die kolloid-osmotischen und hydrostatischen Druckunterschiede zwischen Venen und Liquorraum ermöglicht, deren wechselhaftes Ausmaß für die Schwankungen in der Resorptionsleistung verantwortlich zu machen ist.

Während zwischen Kreislaufsystem und Hirngewebe eine morphologisch schwer erfaßbare, jedoch funktionell wirksame Schranke eigentümlicher Konstruktion vorliegt, die die Aufgabe hat, dem empfindlichen Organ unzuträgliche Substanzen fernzuhalten, besteht ein derartiger Barrierenmechanismus an den Grenzflächen von Hirngewebe und Liquor nicht. Diese Unterschiede sind bedeutungsvoll für die Reaktionen am zentralnervösen Gewebe, wenn Kontrastmittel auf dem Gefäßwege oder intrathecal an dieses herangebracht werden.

Zwischenfälle, die bei cerebralen Angiographien beobachtet worden waren (ausführliche Zusammenstellung bei Brender und Hayes 1959) [*25*], legten die Vermutung nahe, daß diese auf eine Durchbrechung der Schrankenfunktion und den Übertritt der toxischen Kontrastsubstanzen in das Hirngewebe zurückzuführen wären. Eine große Zahl von Untersuchungen wurde diesem Problem gewidmet, die sich teils um den Nachweis einer Schrankenstörung bemühten, teils morphologische Veränderungen an Hirn- oder Rückenmarksgewebe ergeben haben. Broman und Olsson [*27—32*] entwickelten in mehreren Arbeiten (1948—1956) einen pharmakodynamischen Test für verschiedene Kontrastsubstanzen. Hierbei wurde im Anschluß an die intraarterielle Injektion des zu prüfenden Kontrastmittels eine Trypanblaulösung infundiert, die normalerweise die Schranke nicht überwindet, und aus dem Grad der Tingierung des Hirngewebes auf die Toxicität der Substanz geschlossen. Die Versuche wurden variiert durch Veränderung der Kontrastmittelkonzentration und -menge, der Injektionsgeschwindigkeit, oder durch die Zerlegung der Kontrastmittelportion in mehrere hintereinander folgende Injektionen. Es ließen sich auf diese Weise deutliche Unterschiede in der Schrankenwirksamkeit der verschiedenen Kontrastmitteltypen erkennen, die damals zunächst der Diodrastgruppe (*Perabrodil* [Bayer], *Umbradil* [Astra], *Diodon* [B. P.]) angehörten, in der Folgezeit aber auch bei den Azetrizoaten (*Triurol* [Cilag], *Urokon* [Mallinckrodt]) festgestellt wurden, wobei die letzteren gegenüber den dijodierten Carbonsäurepräparaten weniger starke Effekte aufwiesen.

Diese Methode der Toxicitätsprüfung wurde unter verschiedenen Abwandlungen von anderen Autoren übernommen und in der neueren Zeit auch für die Gruppe der Diatrizoate (*Urografin* [Schering], *Hypaque* [Winthrop]) angewandt [*18*, *26*, *91*, *136*, *226*, *239*]. Es konnte auf diese Weise ermittelt werden, daß die Gefäß- und Schrankenwirksamkeit der Diatrizoate die geringste ist.

Neben diesen praktisch bedeutsamen Ergebnissen, die einen klaren Eindruck von der Verwendungsfähigkeit der verschiedenen Kontrastmitteltypen für die cerebrale Angiographie ergeben haben, sind bei diesen Versuchen wichtige Erkenntnisse über den pathogenetischen Mechanismus der Kontrastmittelschäden gewonnen worden. Mit dem Nachweis einer Schrankenstörung wird ein Symptom erfaßt, aber keine Klarheit darüber gewonnen, ob dieser Vorgang noch innerhalb der Toleranzgrenzen gelegen ist, oder ob er irreversible Schäden am zentralnervösen Gewebe schafft. Gross [*93*] sowie Kristiansen und Cammermayer [*125*] hatten nach Diodrast- bzw. *Abrodil*-Injektionen keine histologischen Veränderungen am Hirngewebe nachweisen können, und auch Broman und Olsson [*29*] sahen in ihren ersten Versuchen (1948) bis auf diapedetische Blutungen, eine Stase in den Gefäßen und ein Ödem der injizierten Hemisphäre keine feingeweblichen Alterationen. Allerdings wurden die injizierten Kontrastmittelmengen, um klare Ergebnisse zu erhalten, sehr groß gewählt, und die intracerebralen Gefäße enthielten infolge Carotisunterbindung herzwärts von der Injektionsstelle während der Durchströmung praktisch reines Kontrastmittel. Unter diesen Bedingungen traten in der Regel Krämpfe auf, an denen die Tiere (Kaninchen) nach kurzer Zeit verstarben, so daß eine für die Entwicklung morphologischer Schäden genügende Zeitspanne nicht zur Verfügung gestanden haben dürfte.

Man war sich darüber im klaren, daß eine Beeinflussung des Gefäßtonus und der Vasomotorik eine bedeutende Rolle spielte; jedoch bestand zunächst weder eine einheitliche Auffassung über deren Charakter, noch über ihren Anteil an der Schädigung im Verhältnis zur direkten toxischen Wirksamkeit des Kontrastmittels auf das Hirngewebe. Alle Untersucher haben beobachtet, daß das Nachdringen von Blut in die Gefäße der injizierten Hemisphäre verzögert war. Einige schlossen daraus auf einen Angiospasmus und bezogen die nachgewiesenen Schrankendefekte, Hirngewebsschäden und Krämpfe auf diese Zirkulationsstörung [*72*, *109*], andere sahen in der Viscosität des Kontrastmittels die Ursache der Zikulationsstörung [*197*], und wieder andere hatten eine Gefäßdilatation festgestellt und erachteten diese für das auslösende Moment des Gewebsschadens [*19*, *207*]. Einigkeit bestand dagegen darüber, daß die Höhe der gewählten Kontrastmittelkonzentration, die Dauer des Verbleibens der Substanz im Gefäßsystem oder das Hinzutreten einer weiteren unspezifischen Noxe, etwa durch die gleichzeitige Injektion irgendeiner chemisch-toxischen Verbindung, das Ausmaß des zirkulatorischen Schadens bestimmte. Diese Beobachtungen stehen in gutem Einklang mit den klinischen Erfahrungen, daß Patienten mit cerebralen Zirkulationsstörungen bei der Angiographie komplikationsgefährdet sind.

Durch die Erkenntnis der vasculären Wirksamkeit der Kontrastmittel, die unter direkter Beobachtung der Piagefäße, kinematographisch und durch Messung von Durchströmungsvolumen und Durchflußgeschwindigkeit nachgewiesen wurden [*15*, *145*, *226*], haben die vagen Begriffe der Jod- oder Kontrastmittelüberempfindlichkeit, die bis dahin zur Erklärung von Komplikationen bei derartigen Untersuchungen herangezogen wurden, an Boden und an Gewicht verloren. Man geht mitunter heute soweit, Kontrastmittelzwischenfälle generell auf eine cerebro-vasculäre Störung, auf ein Durchbrechen der Blut-Hirn-Schranke zurückzuführen [*104*].

Indessen bedurfte zunächst noch die Frage einer Klärung, ob es sich bei den Veränderungen der Gefäßstrombahn um ein funktionelles, also reversibles Ereignis handelte, wie es Broman und Olsson [*27—32*] vermuteten, oder um einen organischen Gefäßwandprozeß. Mit der Klärung dieses Problems hat sich der Arbeitskreis um Margolis (1951—1959) [*19*, *20*, *144—148*, *220*, *224*] in zahlreichen Experimenten nachhaltig befaßt. Diese Autoren wählten das Rückenmark zum Objekt ihrer Untersuchungen, weil sie hofften, damit auch spätere Stadien der Gewebsschädigung erfassen zu können, die am Gehirn von den Tieren im allgemeinen nicht erlebt oder überlebt werden. Nur Bloor u. Mitarb. [*19*] hatten hier histologische Veränderungen im Sinne einer hydropischen cytoplasmatischen Reaktion der Neurone, Schwellungen der Oligodendroglia und Gefäßdilatationen feststellen können.

Diese erstgenannten Autoren injizierten Kontrastmittel vom Typ der Azotrizoate (*Urokon* 70%) in die Aorta von Hunden und beobachteten in Abhängigkeit von der Konzentration schon nach Stunden ein Ödem und hydropische Degenerationen von Ganglienzellen und Gliaelementen. In einem Zeitraum von 2—27 Tagen entwickelten sich große Destruktionsareale in der grauen und weißen Substanz mit Höhlenbildungen, Gliaproliferationen und Abräumzellen. Ganz besonders eindrucksvoll waren die schweren Gefäßschäden mit Wandnekrosen und Thrombosen. Die Veränderungen folgten streng segmental der Gefäßverteilung und waren in der grauen Substanz, die durch eine reichliche Vascularisation und größere Empfindlichkeit ausgezeichnet ist, besonders ausgeprägt. In weiteren Versuchen wurde dem Kontrastmittel ein fluorescierender Farbstoff beigemischt und das Rückenmark segmental freigelegt. Hierbei ließ sich der Nachweis einer Schrankenstörung durch den Übertritt des Natrium-Fluorescins in Liquor und Gewebe erbringen, es zeigte sich außerdem, daß die Durchströmung, gemessen durch fortlaufende Indicatorkontrollen, in hohem Maße beeinträchtigt war. Das äußerte sich in Stase, Durchflußumkehr, Blutpendeln, Blutübertritten in Liquor und Rückenmarksgewebe, Veränderungen, die bis zu 30 min und länger zu beobachten waren, keine Tendenz zur Normalisierung aufwiesen und als praktisch irreversibel beurteilt wurden. Klinisch waren die Erscheinungen von spastischen Krämpfen begleitet und von Paraparesen gefolgt.

Diese Experimente haben dreierlei nachdrücklich erwiesen:

1. Die Gefäßwirksamkeit des Kontrastmittels ist unter der Voraussetzung einer entsprechenden Konzentration nicht funktioneller Natur, sondern äußert sich in irreversiblen, morphologisch erfaßbaren Gefäßwandschäden.

2. Die Veränderungen des Rückenmarksgewebes zeigen als vasculäre Prozesse den Charakter von Erweichungsherden mit typischem Schicksal. Sie entsprechen in ihrer morphologischen Erscheinungsform und im Typ des Zellschadens den Befunden, die KROGH [*127*] nach Hypoxämie durch Drosselung der Blutzufuhr erhoben hat.

3. Die Schrankenstörung ist der funktionell-pathologisch erfaßbare Ausdruck des Gefäßwandschadens.

Die Vasotoxicität des Kontrastmittels ist offenbar eine Eigenschaft des Moleküls. Sicherlich beruht sie nicht nur auf der osmotischen Wirksamkeit einer Lösung [*11*, *30*] und steht auch in keinem Zusammenhang mit dem Jodgehalt, wie BLOOR u. Mitarb. [*19*] nach Injektion von jodfreien „Kontrastmittel"-Verbindungen durch gleiche Ergebnisse bewiesen haben.

Zusammenfassend hat sich also bei den experimentellen Angiographien der nervösen Zentralorgane ergeben, daß die Gefäßwirksamkeit der gebräuchlichen Kontrastmitteltypen, ihr vasotoxischer Effekt im Vordergrund stehen, die Durchbrechung der Blut-Hirn-Schranke ein regelmäßiges Symptom darstellt und die Gewebsschäden vasculär bedingt sind.

Diese Feststellungen sind von großem Interesse für die Beurteilung der Wirkung resorbierbarer Kontrastmittel in den Liquorräumen, wobei eine enge Beziehung zum Gefäßsystem nicht zustande kommt. In einer Arbeit von BROMAN u. OLSSON [*29*] findet sich der Hinweis, daß Diodrast (70%), auf die Hirnoberfläche aufgetropft, keine Schrankenstörungen hervorrief, und man hat daraus geschlossen, daß die Gefäße von der adventitiellen oder Hirnseite her in irgendeiner Form besser geschützt sind.

Es ist erstaunlich, daß kaum Berichte von experimentellen Untersuchungen über die Effekte intrathecal verabfolgter, resorbierbarer Kontrastmittel vorliegen. FUNKQUIST u. OBEL (1960/61) [*81*—*84*], zwei schwedische Veterinäre, haben sich in dem Bestreben, die wasserlöslichen Substanzen auch für die Diagnostik der Bandscheibenprolapse beim Hund in den höher gelegenen Abschnitten heranzuziehen, als einzige mit diesem Problem befaßt.

Es gelang ihnen, mit dem Präparat *Kontrast U* 20% (*Abrodil*) auf dem lumbalen Weg eine brauchbare Darstellung des thorakalen und cervicalen Subarachnoidalraumes zu erzielen, ohne daß mit Ausnahme von leichten und schnell vorübergehenden Paresen, die eine vollständige Remission zeigten, Komplikationen auftraten. Durch Mischung des Kontrastmittels mit Methylenblau konnte sogar dessen gelegentliches Eindringen in die intracraniellen Zisternen nachgewiesen werden — wieder ohne besondere Zwischenfälle, bis auf eine vorübergehende Erhöhung des Muskeltonus im Kopf- und Halsbereich. Diese Nebenreaktionen veranlaßten die Autoren, hierfür ein morphologisches Substrat zu suchen. Sie beschrieben umgrenzte hydropische Verquellungsbezirke der weißen Rückenmarkssubstanz in den ersten Tagen. Spätere Stadien wurden nicht untersucht.

Es ist zu erwähnen, daß das Kontrastmittel in Verbindung mit Xylocain instilliert wurde, und daß bereits SPIELMEYER (1922) [*209*], LUNDY u. Mitarb. (1933) [*139*] und BODECHTEL (1951) [*21*] ganz ähnliche Veränderungen nach lumbaler Procaininjektion gesehen haben.

Die Autoren zogen aus ihren Experimenten, die variiert wurden durch künstliche Änderung des Blutdruckes und durch Schaffung eines hypotonen Stoffwechselmilieus nach intravenöser Injektion von 0,3% NaCl-Lösung, folgende Schlüsse: Im Vordergrund steht die osmotische Wirksamkeit des Kontrastmittels, die zu einer Schrankenstörung, zu Flüssigkeitsübertritten aus den Gefäßen in das Rückenmark führt und hierdurch die Entstehung ödematöser Areale im Markweiß verursacht. Die Erscheinungen werden deutlicher, wenn man den Blutdruck erniedrigt und die Durchströmung herabsetzt, ferner, wenn das Gewebsödem durch eine künstliche Hypotonie des Blutes gefördert wird.

Dieser Interpretation kann nicht ohne weiteres gefolgt werden. Wenn die beobachteten Veränderungen auf einer Störung der Blut-Hirn-Schranke beruhen, dann sollten sie, da eine solche Schrankenstörung gefäßgebunden ist, in ihrer Anordnung dem Vascularisationstyp des Rückenmarks entsprechen und bevorzugt im gefäßreichen zentralen Grau zu finden sein. Wie die Abbildungen zeigen, ist dieses aber nicht der Fall, sondern die ödematösen (?) Herde sind vorwiegend in den Randpartien der weißen, weniger gut vascularisierten Substanz zu sehen. Es ist nicht erwiesen, daß die mit Trypanblau erfaßte Schrankenstörung Ursache der Veränderungen ist, denn bei Testung einer 5,1%igen, dem Kontrast U isotonen Kochsalzlösung sollen die morphologischen Befunde den mit Kontrastmitteln erzeugten entsprochen haben, der Schrankendurchgang aber deutlich geringer gewesen sein. Die ursächliche Bedeutung einer Schrankenstörung ist auch deswegen fraglich, da sich der Kontraststoff „jenseits" der Schranke befindet, und die Liquor-Hirn-Passage frei ist. Ob das fokale Ödem durch die Hypertonie oder andere Eigenschaften der Kontrastsubstanz hervorgerufen wurde, sei dahingestellt. Die Remission der beobachteten neurologischen Störungen und der Umstand, daß nur ein Teil der Tiere, die morphologische Befunde aufwiesen, auch klinische Symptome boten, sprechen für einen vorübergehenden und hinsichtlich des Krankheitswertes inkonstanten Charakter der feingeweblichen Veränderungen. Ein Dauerschaden, wie er bei den angiographischen Experimenten auftrat, scheint also eines wichtigen kausalen Attributes zu bedürfen, nämlich des vasotoxischen Effektes.

Es ist einleuchtend, daß eine verminderte Durchströmung bei reduziertem Blutdruck, ebenso wie die Erzeugung eines hypotonen Milieus im Gefäßsystem die Veränderungen verstärkt. Die Vermutung der Autoren, daß dieser Umstand gegen einen direkten lokalen Effekt spricht, weil ein Ödem den Schadenstoff verdünnen sollte, ist nicht verständlich. Es ist eher anzunehmen, daß bei einem zusätzlichen Ödem die möglichen Folgen einer Kontrastmittelwirkung verstärkt würden.

Die von den beiden Autoren erhobenen Befunde sind meines Erachtens so zu deuten, daß in Arealen inniger Beziehung von Kontrastmittel und Rückenmarksgewebe ein offenbar reversibles und nicht obligat krankheitswirksames fokales Ödem zustande kommt, das entweder auf die Hypertonie oder andere spezifische Eigenschaften der Verbindung zu beziehen ist. Ein Dauerschaden bedarf einer zusätzlichen Gefäßwirksamkeit, die bei dieser Art der Applikation in den Hintergrund tritt. Die beobachtete Schrankenstörung hat nur als Symptom, nicht aber als Ursache der Veränderungen zu gelten.

E. Eigene Untersuchungen über die Reaktionen am Zentralorgan nach intrathecaler Verabfolgung von konventionellen Kontrastmitteln

Die Kenntnisse über das Schicksal von Kontrastmitteln, die in den Liquorraum eingebracht werden, und die Reaktionen, die sie hier hervorrufen, beruhen im wesentlichen auf klinischen Beobachtungen und den Berichten über Komplikationen, die aus diesem Grund so ausführlich dargestellt wurden. Experimentelle Untersuchungen liegen dagegen kaum vor. Es muß aber festgestellt werden, daß so fatale Ereignisse, wie sie bei Versuchen mit Jodölen oder -estern gelegentlich vorgekommen sind, glücklicherweise zu den Seltenheiten gehören. Und auch bei der Myelographie mit resorbierbaren Kontrastmitteln sind die letzten Endes relativ harmlosen Komplikationen heute seltener als früher. Zweifellos ist dieses einer zunehmenden technischen Verfeinerung und Standardisierung der Methodik zu verdanken.

Die vorliegenden Experimente sollen über die Folgen von Kontrastmitteluntersuchungen der intracraniellen Liquorräume Gewißheit verschaffen. Insbesondere soll die Möglichkeit einer Verwendung resorbierbarer Kontrastmittel in diesen Räumen geprüft werden.

Experimentelle Technik

Die Injektion von Substanzen in den intracraniellen Liquorraum kann durch Zisternenpunktion oder nach Trepanation des Schädeldaches in das Ventrikelsystem oder subarachnoidal erfolgen. Wählt man den ersten Weg, ist die Wahrscheinlichkeit gegeben, daß das Kontrastmittel zum größten Teil spinalwärts hinabgleitet. Bei der Ventrikelpunktion erwies sich die unvermeidliche Traumatisierung des Hirngewebes als störender Nebeneffekt für die Beurteilung der makroskopischen und feingeweblichen Veränderungen. Es war zu befürchten, daß eine Abgrenzung von Schäden, die dem Kontrastmittel zur Last gelegt werden könnten, gegenüber solchen, die durch die Punktion hervorgerufen wurden, erschwert würde. Der dritte Weg erwies sich als der zweckmäßigste. Ohne Traumatisierung des Hirns konnte das Kontrastmittel durch eine winzige Perforation der Dura in den Subarachnoidalraum injiziert werden und verteilte sich hier, wie die Röntgenkontrollen zeigen, schnell über die Konvexität der Hemisphäre, über den Boden der vorderen und mittleren Schädelgruben, gelangte auch auf die andere Seite und basal bis in die Gegend der pontinen und intercruralen Zisternen. Auf diese Weise waren Verhältnisse geschaffen, wie sie nach Ventriculographie durch den Austritt des Kontrastmittels aus den Foramina Magendi et Luschkae zustande kommen und auch in den Abbildungen der diesbezüglichen Publikationen dargestellt sind.

Für die Untersuchung resorbierbarer Kontrastmittel versprach diese Form der Applikation ebenfalls die schlüssigsten Resultate, da die Substanz in breiter Front in das Hirngewebe diffundieren kann.

Als Versuchstiere wurden ausgewachsene Kaninchen mit einem Mindestgewicht von 2500 g verwendet. Tierhaltung und Fütterung erfolgten unter Normalbedingungen. Insgesamt wurden 91 Tiere in Versuch genommen.

Nach gründlicher Enthaarung der Kopfoberfläche und Desinfektion des Operationsfeldes wurde die Kopfschwarte mit 5,0 ml 2% Novocain unter besonderer Berücksichtigung des Periosts anaesthesiert. Ein medianer Längsschnitt zertrennte Galea und Periost vom vorderen Stirnbein bis zur Prot. occipitalis ext. Das Periost wurde mit einem Raspatorium beiseite geschoben und die

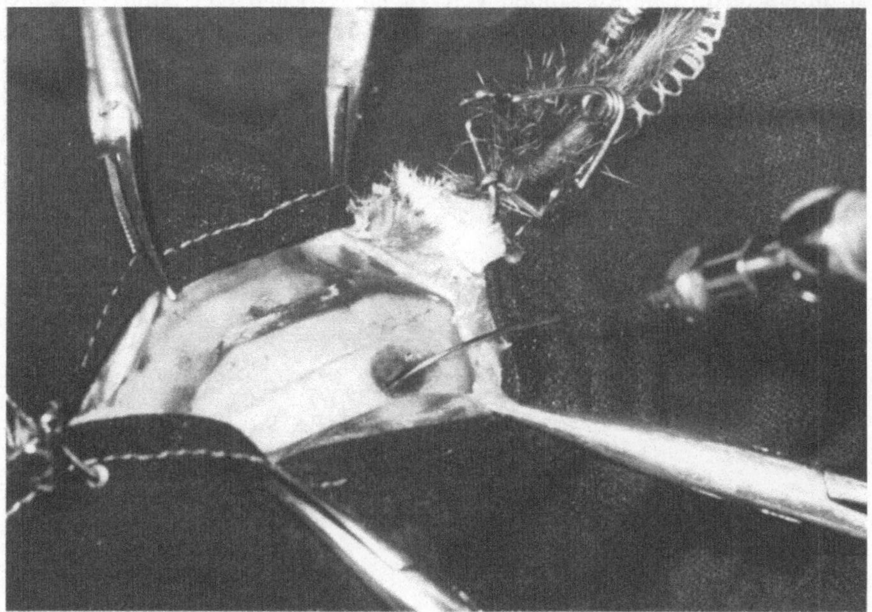

Abb. 1. Trepanationsöffnung im linken Stirnbein. Durch eine Duraperforation wird die Tränengangskanüle in den Subarachnoidalraum eingeführt

Oberfläche von Stirn- und Scheitelbein freigelegt. Etwa 2 mm links der Mittellinie und in gleichem Abstand von der Coronarnaht wurde im Stirnbein mit einer Kugelfräse eine Trepanationsöffnung von 5 mm Durchmesser aufgebohrt. Um eine Übererwärmung zu vermeiden, erfolgte hierbei eine Dauerspülung mit physiologischer Kochsalzlösung. Die auftretenden Blutungen aus den Diploevenen waren unbedeutend und ließen sich mit Gelitta-Tampons schnell stillen. Es mußte darauf geachtet werden, daß der dicht benachbarte Sinus sagittalis sup. nicht verletzt wurde. Die Durchbohrung der inneren Tafel, die das Erreichen der Dura anzeigte, war nach einiger Übung gut zu spüren. Dann wurde die pulsierende harte Hirnhaut mit einer kleinen Kanüle vorsichtig perforiert. Aus der Perforationsöffnung entleerte sich stoßweise Liquor. Es wurde versucht, zusätzlich so viel Liquor zu aspirieren, wie dem Volumen der zu injizierenden Kontrastmittelmenge entsprach. Das Kontrastmittel wurde mit einer Tuberkulinspritze durch eine Tränengangskanüle injiziert, die durch die Duraperforation dicht unter der Kalotte in den Subarachnoidalraum vorgeschoben worden war (Abb. 1, 2). Dann wurde die Trepanationsöffnung durch Knochenwachs verschlossen, wobei darauf geachtet werden mußte, daß das Wachs keine umschriebene Impression der Hirnoberfläche hervorrief, reichlich Nebacetinpuder eingestreut und die Kopfschwarte geklammert. Verband mit Nobecutan-Spray.

Dieser Eingriff wurde von den Tieren ohne Unruhe oder irgendwelche Sensationen toleriert. Auch unmittelbar postoperativ zeigten sie normales Verhalten, waren beweglich und freßlustig wie zuvor. Von Fall zu Fall wurden anschließend Röntgenaufnahmen des Schädels zur Lokalisation des Kontrastmittels angefertigt.

In unterschiedlichen Abständen von Tagen, Wochen oder Monaten wurden die Tiere durch eine Überdosis Nembutal getötet, seziert, und, wo erforder-

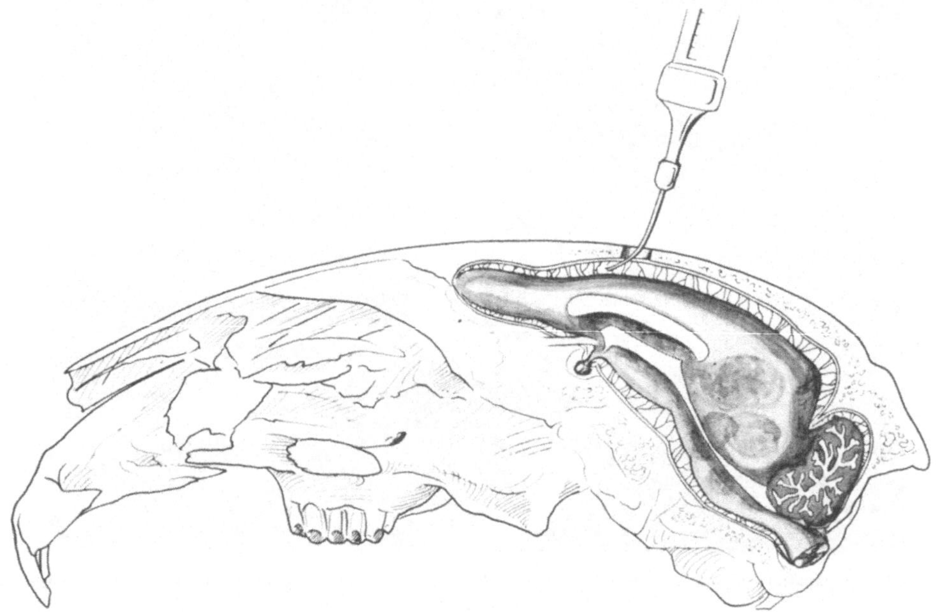

Abb. 2. Mediansagittalschnitt durch den Kaninchenschädel mit Tränengangskanüle im Subarachnoidalraum

lich, Röntgenaufnahmen hergestellt. Der Schädel wurde soweit als möglich von Weichteilen befreit, der Unterkiefer entfernt und das Schädeldach mit einer Diamantfräse vorsichtig eröffnet. Dabei wurde wieder eine Dauerspülung benutzt, um Gewebsartefakte infolge Wärmeentwicklung zu vermeiden. Das Schädeldach wurde sodann vom Rand des großen Hinterhauptsloches bis zur Siebbeinzellenregion unter Erhaltung der Dura fragmentweise abgetragen. Nach halbtägiger Fixation in einem Alkohol-Formol-Gemisch konnten weitere Teile der Schädelseitenwand und der beim Kaninchen sehr umfangreichen Felsenbeine entfernt werden. Nach weiteren 24 Std war das Gehirn soweit fixiert, daß es im ganzen von den Resten der Schädelbasis befreit und in etwa 7—9 gleichmäßige Frontalschnitte von 4 mm Dicke zerlegt werden konnte.

Nach Paraffineinbettung wurden Schnitte von 4—5 μ angefertigt und mit Hämatoxylin-Eosin, Gallocyanin-Chromalaun (Nissl), sowie mit Azan und einzelne auch nach v. Gieson gefärbt. Am formolfixierten, nicht eingebetteten Material wurden in einzelnen Fällen Fettfärbungen vorgenommen.

Vier Kontrolltiere mit Gewichten zwischen 2700 und 3300 g (Nr. 110, 115, 629, 639) erhielten 0,1 ml/kg 0,9% Na-Chloridlösung und wurden in Abständen von 2, 4, 6 und 20 Tagen getötet. Zwei weitere, unbehandelte Tiere dienten ebenfalls Kontrollzwecken.

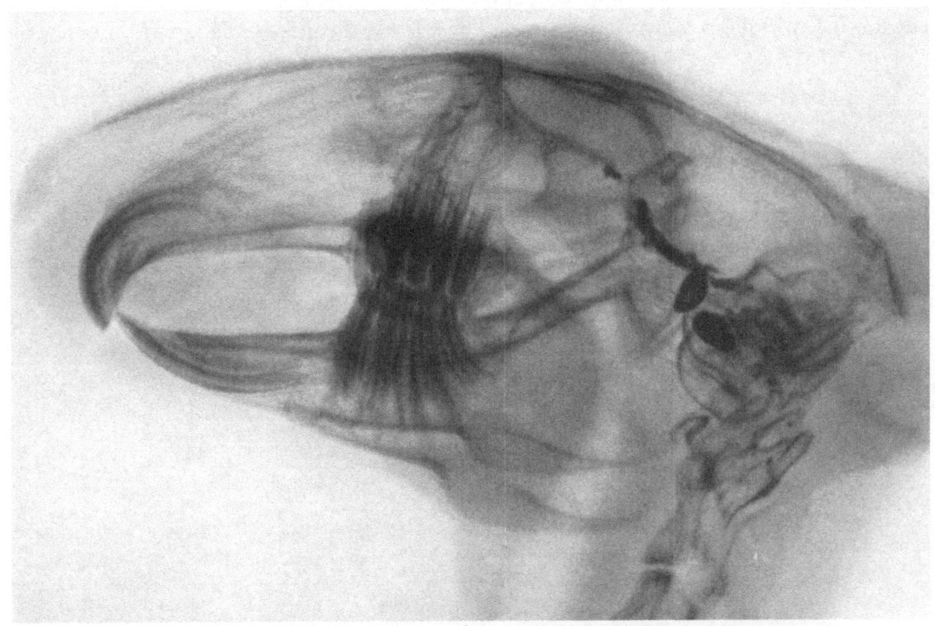

a

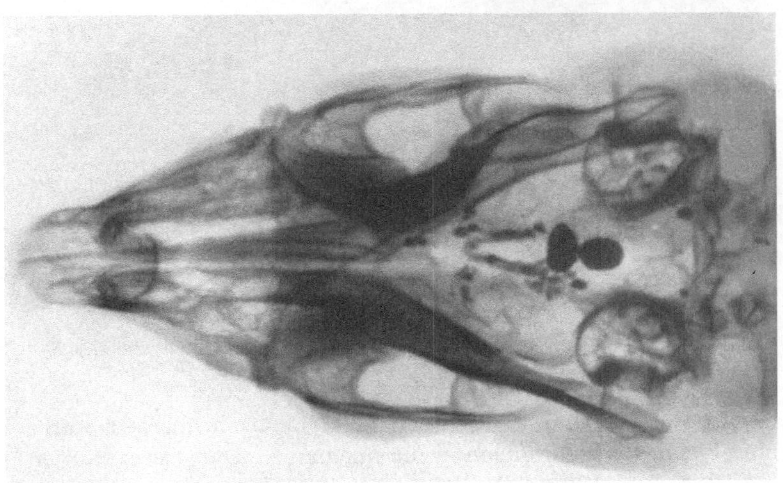

b

Abb. 3a u. b. Lage des injizierten Pantopaque-Depots in den basalen Zisternen der vorderen und mittleren Schädelgruben und in der Brückenzisterne (T. 601)

1. Nicht resorbierbare Kontrastmittel

Da die Jodöle bei der Ventrikulographie gegenüber den Jodestern (*Pantopaque*, *Myodil*) in den Hintergrund getreten sind, lautet die Frage, ob Präparate dieses Typs ohne die Gefahr chronischer Reaktionen und nicht voraussehbarer Störungen in die Liquorräume injiziert werden dürfen. Es handelt sich dabei um eine Mischung von isomeren Äthylestern mit dem Hauptbestandteil des Mono-Jodo-Phenyl-Undecylat und einem Jodgehalt von 30,5%.

Bei sechs Tieren im Gewicht von 2600—3500 g (Nr. 600, 601, 621, 622, 623, 627) wurden 0,1 ml/kg intracraniell injiziert. Weder während des Eingriffs, noch wäh-

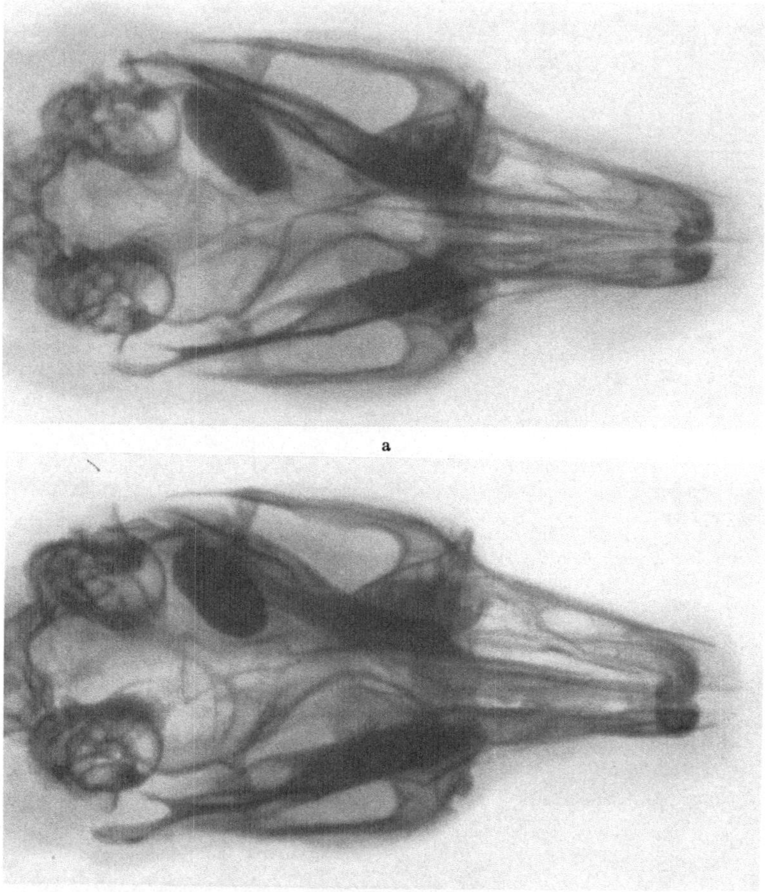

Abb. 4a u. b. Lage des Pantopaque-Depots am Boden der linken mittleren Schädelgrube. a Nach Injektion. b 14 Tage später. Das Depot ist geschlossener formiert (T. 627)

rend der über Wochen und Monate gehenden Beobachtungszeit waren irgendwelche auffälligen Veränderungen wahrzunehmen. Die Tiere wurden in Abständen von 2, 4, 6, 8, 12 und 18 Wochen getötet. Vergleiche zwischen den kurz nach der Injektion und vor der Tötung angefertigten Röntgenaufnahmen zeigten, daß die Kontrastsubstanz am gleichen Ort, nämlich in den Zisternen der mittleren und hinteren Schädelgrube, aber in mehr geschlossener Formation deponiert war (Abb. 3—5). Eine Verkleinerung der Depots oder eine Ausbreitung entlang der Hirnnerven war nicht festzustellen. Bei der Sektion quoll das Kontrastmittel in klaren Tropfen aus den eröffneten basalen Zisternen. Hier erschien die Dura derb, und auch die weichen Hirnhäute waren nicht so zart wie gewöhnlich. Dadurch gelang es, im Gebiet der basalen Zisternen die Dura teilweise im Zusammenhang mit den weichen Hirnhäuten zu entfernen. Am Gehirn ließen sich makroskopisch keine Veränderungen erkennen.

Die histologische Untersuchung ergab an den nervösen und gliösen Strukturen zu keinem Zeitpunkt einen auffallenden Befund. Veränderungen waren ausschließlich an den mesenchymalen Hüllen des Zentralorgans zu beobachten und

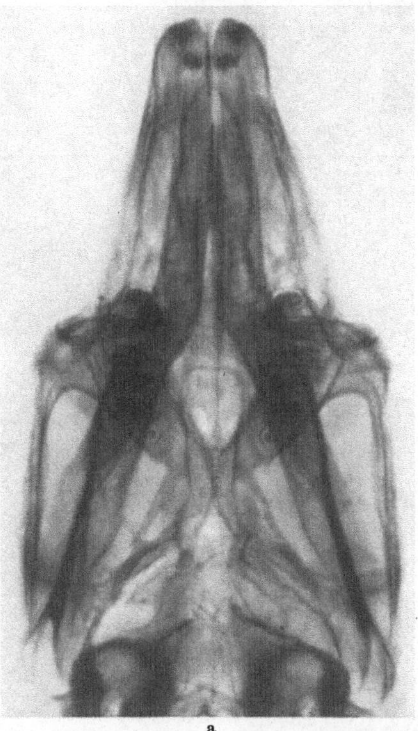

a

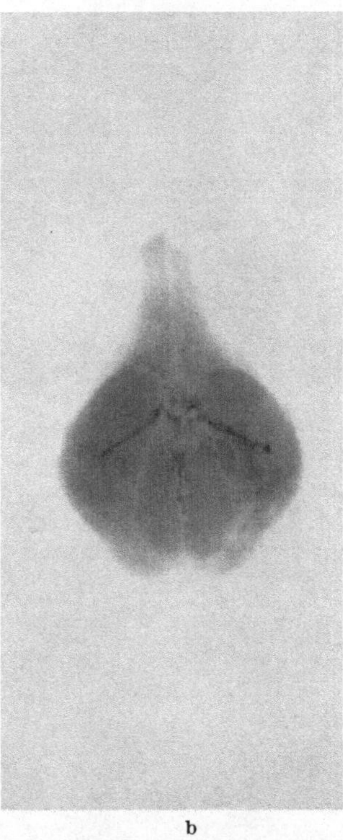

b

Abb. 5a u. b. a Streifenförmige Anordnung des Pantopaque-Depots an der Schläfenlappenbasis und in der Mittellinie basal. b 18 Wochen später. Nach Hirnentnahme ist das Kontrastmittel an gleicher Stelle zum Teil in den Hüllen fixiert (T. 600)

konzentrierten sich auf die Räume, in denen sich, wie die Röntgenkontrollen gezeigt haben, das Kontrastmittel bevorzugt ansammelte, nämlich in der Cisterna chiasmatis, im Bereich der Fissura Hypocampi, in der Zisterne oberhalb der Vierhügelplatte und in der Brückenzisterne.

Die Duralamelle setzt sich aus Zügen eines kernarmen, sehr straffen kollagenen Bindegewebes zusammen, die binnenwärts von einem einschichtigen Endothelbelag, dem äußeren Blatt der Arachnoidea, begrenzt werden. Ein subduraler Spaltraum ist nur selten zu sehen. Dieser Endothelbelag zeigt schon nach 4 Wochen umschriebene polsterartige Verdickungen, die aus epithelial gelagerten Zellverbänden bestehen. Die Zellproliferationen nehmen im allgemeinen ihren Ausgang vom äußeren Endothelblatt der Arachnoidea und nur selten von der pialen Lamelle. Häufig war nicht zu entscheiden, in welchem Umfang die periadventitiellen mesenchymalen Keimlager der Gefäße hieran beteiligt sind. Daß dieses der

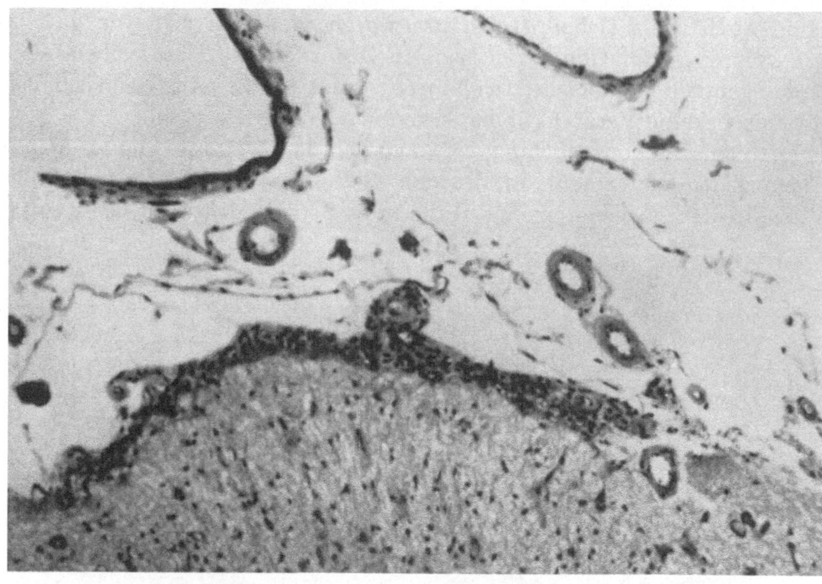

a

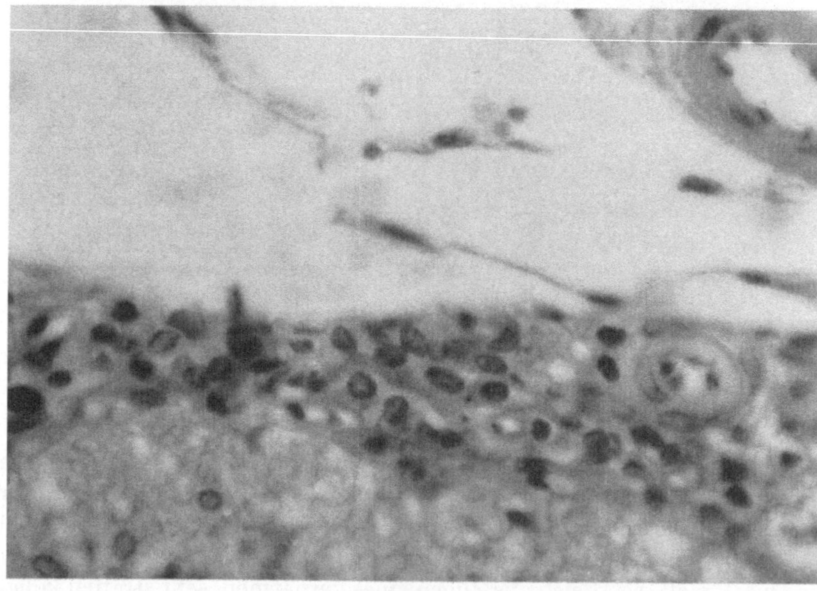

b

Abb. 6 a u. b. a 4 Wochen nach Pantopaque. Pial-arachnoidales Zellpolster in der Regio subicularis mit Beziehung zu Gefäßen. HE ×100, lin. Nachvergr. ×4 (T. 627). b Ausschnittvergrößerung. Eine kleine Arterie ist in das Zellpolster eingebettet. HE ×450, lin. Nachvergr. ×4

Fall ist, muß mit Sicherheit angenommen werden. In den Proliferationszentren finden sich große ovale und schwächer basophil tingierte Kerne neben kleineren dunkelgefärbten. Das Plasma ist von kleinen Vacuolen zum Teil wabenartig durchsetzt. Auch im extracellulären Raum lassen sich kleincystische Hohlräume

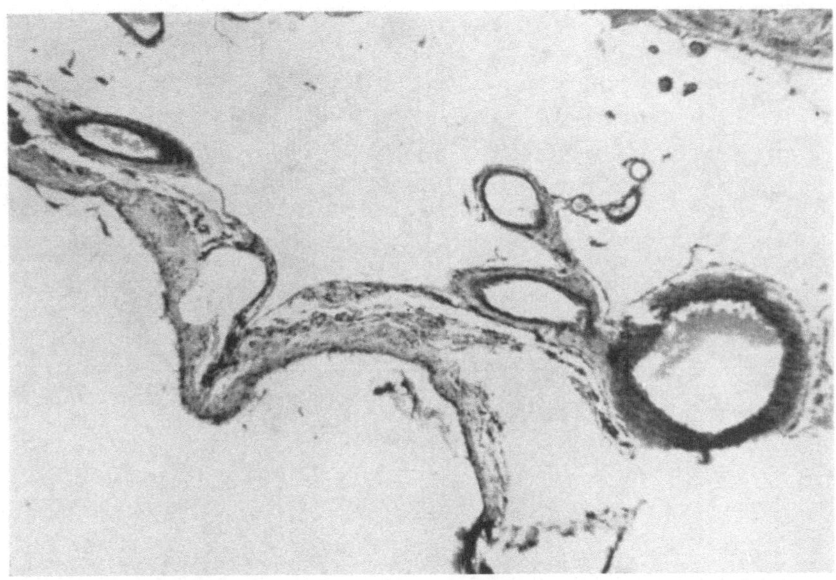

Abb. 7. 6 Wochen nach Pantopaque. Beetförmige Verdickung der äußeren Arachnoidallamelle in der Cisterna pontis (rechts im Bild: A. basilaris) HE ×45, lin. Nachvergr. ×4 (T. 622)

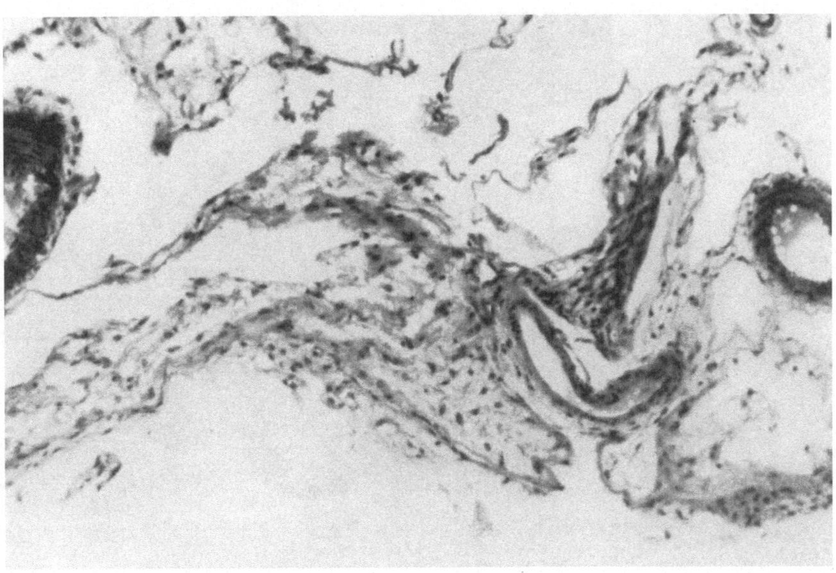

Abb. 8. 12 Wochen nach Pantopaque. Vergröbertes arachnoidales Maschenwerk in der Cisterna chiasmatis. Becherförmiger Zellkomplex in Anlehnung an Gefäßwand. Paraganglion? HE ×100, lin. Nachvergr. ×4 (T. 601)

erkennen. Insgesamt, besonders aber in der Umgebung derartiger Veränderungen, ist das retikuläre Gerüst der Arachnoidea verdichtet und vergröbert. Die eingelagerten Fibrocytenkerne sind größer als normal. Die zarte Spinnwebhaut ist damit in ein kräftiges Netzwerk umgestaltet worden, dessen Maschen rundliche Gewebslücken umschließen. Es ist anzunehmen, daß diese leeren Räume, intra-

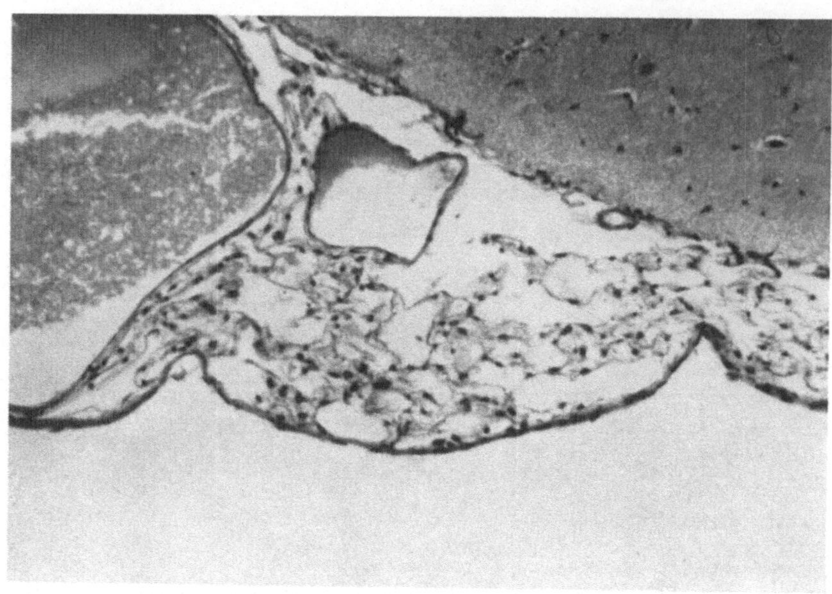

Abb. 9. Normale Leptomeninx in der Regio subicularis. HE ×100, lin. Nachvergr. ×4

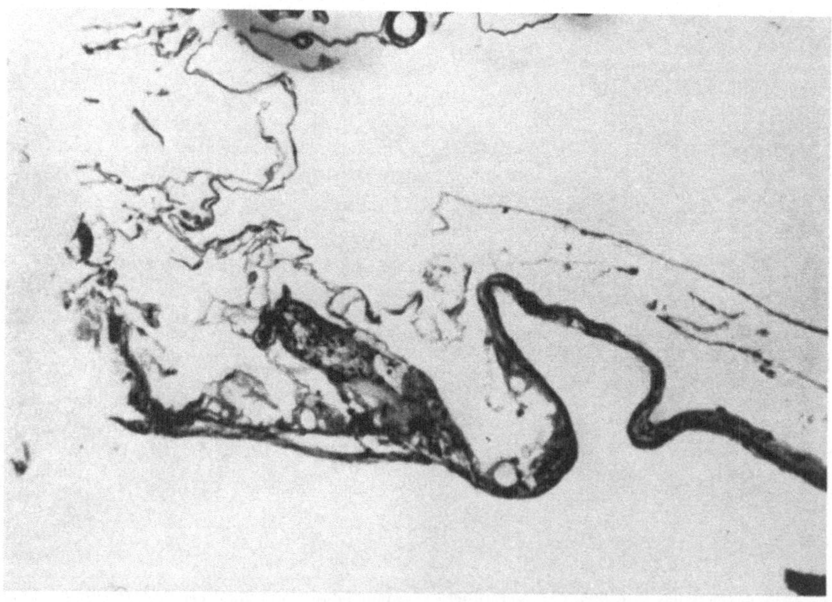

Abb. 10a 12 Wochen nach Pantopaque. Area praesubicularis: Dem äußeren Arachnoidalblatt angehörender Zellzapfen mit Vergröberung des benachbarten Maschenwerks. HE ×100, lin. Nachvergr. ×4 (T. 601)

wie extracellulär, fettige Substanzen (Pantopaque) enthalten haben, die durch die Vorbehandlung des Materials herausgelöst worden sind.

In auffallender Weise traten gerade in dieser Serie Zellansammlungen in der Umgebung der Carotis in Erscheinung, die nach Lage und Struktur für Para-

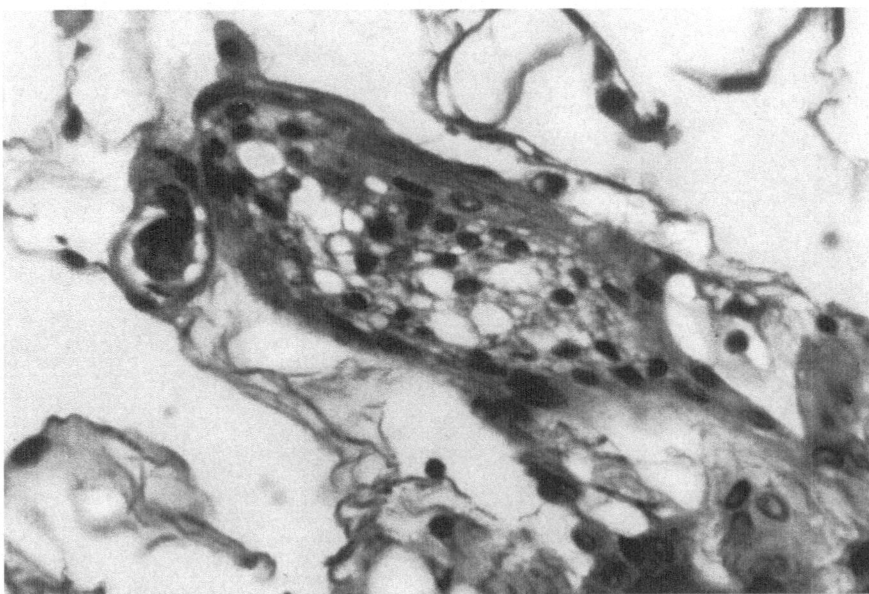

Abb. 10 b. Ausschnittsvergrößerung. Arachnoidaler Proliferationsherd mit feintropfigen intracellulären Einschlüssen und größeren extracellulären Hohlräumen. HE ×450, lin. Nachvergr. ×4

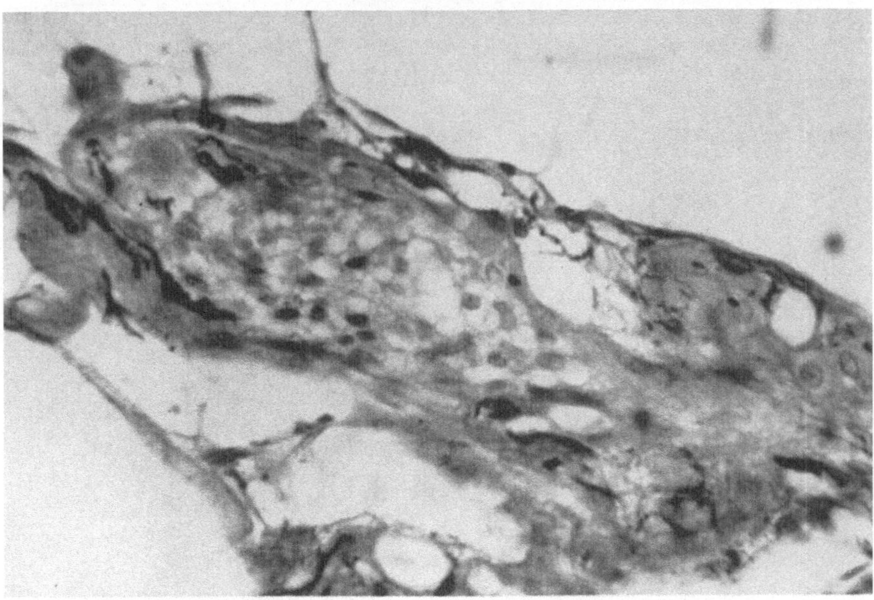

Abb. 10 c. Zersplitterung kollagener Fasern innerhalb des Proliferationsherdes. Azan, ×450, lin. Nachvergr. ×4

ganglien gehalten werden müssen, ohne daß hierin ein Zusammenhang mit dem Kontrastmitteldepot erkannt werden kann.

Die Gefäße nehmen an diesem Prozeß offenbar nicht teil. Capillaraussprossungen waren nicht zu beobachten. Es liegt also kein Granulationsgewebe vor,

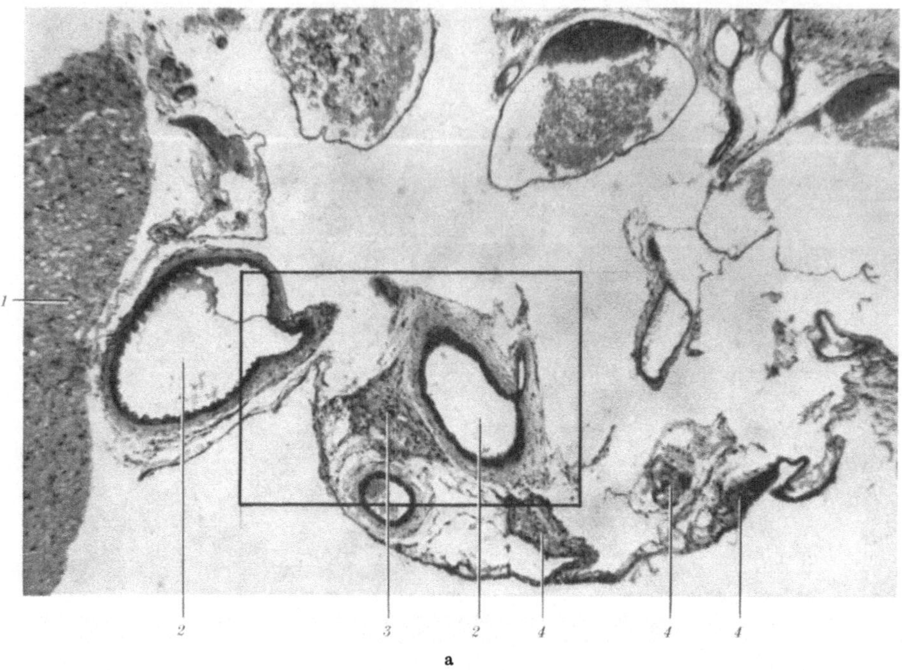

a

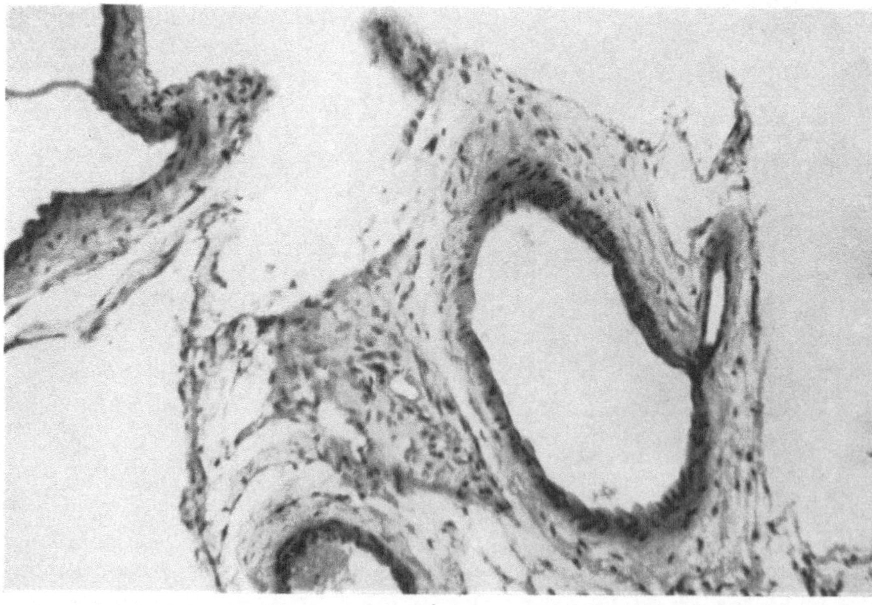

b

Abb. 11 a u. b. a 6 Wochen nach Pantopaque. Vergröberung der Spinnwebshaut mit arachnoidalen Proliferationsherden in der Cisterna chiasmatis. *1* Tractus opticus; *2* Carotissyphon; *3* Paraganglion caroticum; *4* arachnoidale Proliferationsherde. HE ×45, lin. Nachvergr. ×4 (T. 622). b Ausschnittsvergrößerung (Paraganglion). HE ×100, lin. Nachvergr. ×4

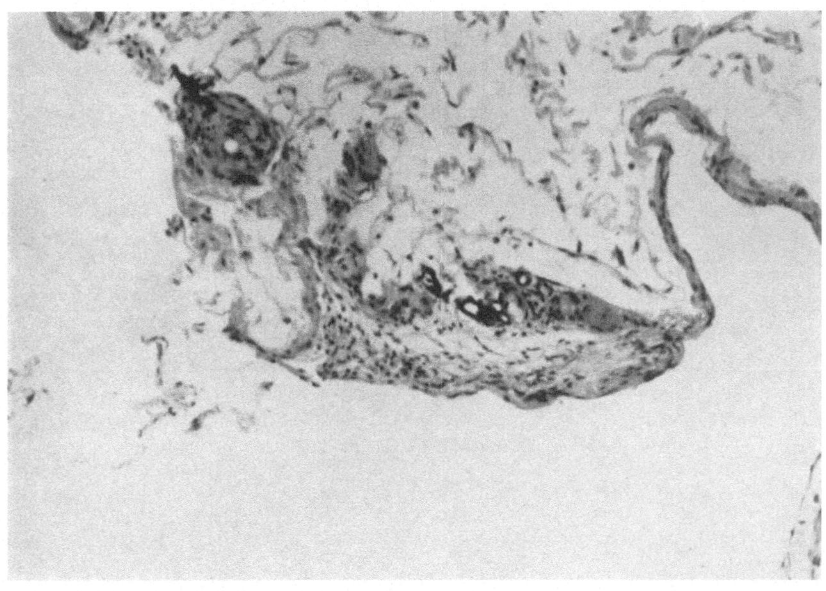

a

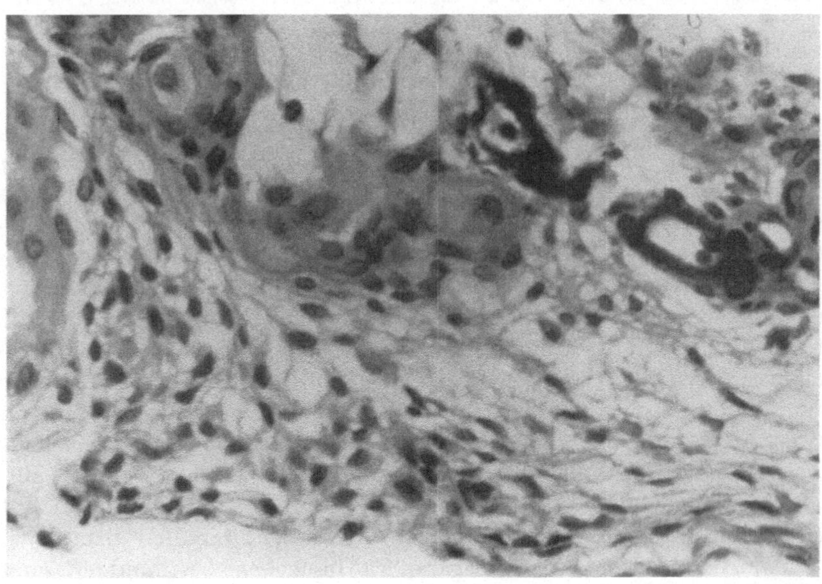

b

Abb. 12 a u. b. a 8 Wochen nach Pantopaque. Umfangreiche arachnoidale Polsterbildung in der Cisterna chiasmatis. HE ×100, lin. Nachvergr. ×4 (T. 623). b Ausschnittsvergrößerung: Arachnoidalpolster mit zum Teil konzentrischer Anordnung der Zellkomplexe und kleintropfigen Einschlüssen. HE ×400, lin. Nachvergr. ×4

sondern es handelt sich um eine Proliferation des ortsständigen arachnoidalen Endothels und periadventitieller Histiocytenverbände mit Phagocytose und Faserneubildung (Abb. 6—13).

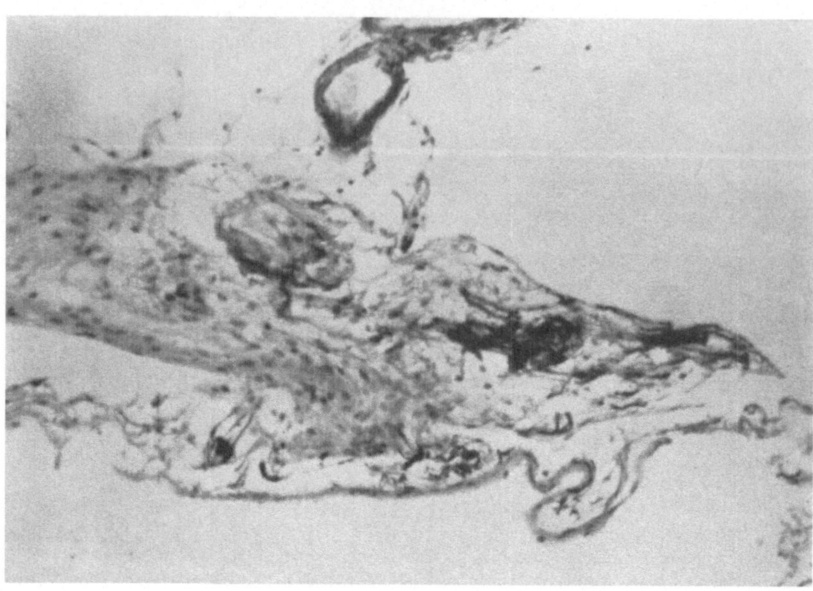

Abb. 13. 18 Wochen nach Pantopaque. Arachnoidaler Proliferationsbezirk in der Cisterna chiasmatis mit Vermehrung, Ballung und Aufsplitterung kollagener Fasern. Azan ×100, lin. Nachvergr. ×4 (T. 600)

2. Resorbierbare Kontrastmittel

Die kritische Bewertung der Kontrastmittel-Komplikationen bei der lumbalen Myelographie und der Peridurographie hatte ergeben, daß eine ungenügende Anaesthesie des zu untersuchenden Liquorraumes bzw. der darin untergebrachten nervösen Strukturen oder das Eindringen der Kontrastlösung in Gebiete, die von der Anaesthesie nicht erfaßt worden waren, die Ursache dieser Zwischenfälle bildeten. Klinische Beobachtungen und Obduktionsbefunde haben ferner erkennen lassen, daß der dramatische Ausgang einer Komplikation kein direkter Kontrastmitteleffekt ist, sondern im Status epilepticus durch Atemstillstand, Kreislaufversagen oder durch massive Fettembolien bei Krampffrakturen erfolgt. Es muß vermutet werden, daß in diesen Fällen durch falsche Lagerung das Kontrastmittel in die oberen spinalen Regionen und in die intracraniellen Zisternen gelangt ist. Die Skala der Reaktionen zentralnervöser Gewebe auf einen Reiz, wie er auch durch die Kontrastlösung ohne Zweifel gegeben ist, besitzt keinen großen Umfang. Es erscheint von Wichtigkeit, daß die Reizbeantwortung oder die Möglichkeit hierzu den Ausgang des Geschehens bestimmt. Es sind keine Fälle bekannt geworden, bei denen nach der Myelographie bleibende neurologische Defekte aufgetreten waren, die auf diese Untersuchung bezogen werden konnten. Damit bestand von klinischer Seite kein Grund zu der Annahme, daß das Kontrastmittel am nervösen Parenchym irreversible Schäden hervorruft.

Bei experimenteller Prüfung der Effekte intraarteriell zugeführter Kontrastmittel hat sich gezeigt, daß die morphologischen Veränderungen vasculärer Natur sind und in ihrem Typ mit Befunden verglichen werden können, wie sie auch nach Hypoxämie durch Drosselung der Blutzufuhr zu erheben sind.

Die Kontrastmittelwirkung entspricht also auf diesem Wege in erster Linie einem Gefäßschaden.

Es lag daher nahe, resorbierbare Kontrastmittel unter Ausschluß der Gefäßstrombahn durch direkte Injektion in die intracraniellen Liquorräume an das Zentralorgan heranzubringen und dessen Reaktionen zu überprüfen.

Die Untersuchungen erstreckten sich auf die Präparate *Urografin* (60%) (Schering), ein Diatrizoat, das als zur Zeit verträglichstes Kontrastmittel für

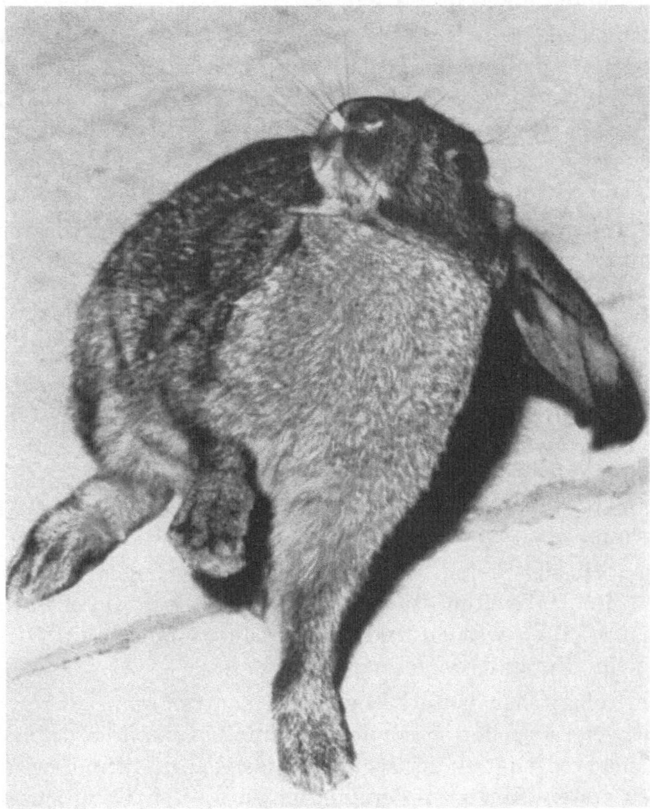

Abb. 14. Krampfaktivität 10 min nach intracranieller Injektion von *Urografin* (60%). Tonisch-klonische Zuckungen der Extremitäten auf der rechten, der Injektion entgegengesetzten Seite (T. 632)

die cerebrale Angiographie gilt und *Abrodil* (20%) (Bayer), in gleicher Weise bevorzugt für die lumbale Myelographie.

Urografin (60%) wurde bei neun Tieren mit Gewichten von 2600—3300 g (Nr. 0, 103, 111, 114, 150, 151, 152, 625, 632) in einer Menge von 0,1 ml/kg in Lokalanaesthesie intracraniell injiziert. Der unmittelbare Effekt war bei allen Tieren annähernd der gleiche: 5—10 min nach der Injektion wurden die Tiere unruhig, sie richteten sich auf den Hinterpfoten auf und zeigten eine zunehmende Reflexerregbarkeit. Die Berührung der Barthaare wurde mit blitzartigen Extensionsbewegungen des Kopfes beantwortet, die Vorderläufe waren gestreckt. Dann traten in den Extremitäten der Injektionsgegenseite grobschlägige Zuckungen steigender Frequenz auf (Abb. 14). Schließlich entwickelten sich Springkrämpfe, das Tier legte sich auf die Seite und vollführte mit den Extremitäten galoppierende Bewegungen. Das Achsenskelet war dabei maximal lordosiert, der Kopf in den Nacken geworfen.

Ein Teil der Tiere überlebte diesen Zustand nicht, die anderen hatten sich nach 2—4 Std erholt und wurden nach 2, 6, 10 und 20 Tagen getötet. Die Sektion ergab keine Besonderheiten, insbesondere ließen sich am Schädelsitus makroskopisch keine Veränderungen feststellen.

Die prinzipiell gleichen Reaktionen ergaben sich nach Injektion von *Abrodil* (20%). Sie traten allerdings in gemäßigter Form auf und führten bei der Dosis von 0,12 ml/kg nicht zum Tode. Alle sieben Tiere (Nr. 112, 153, 154, 626, 633, 640, 698) konnten erhalten werden und wurden in Abständen von 2, 4, 6, 10 und 20 Tagen getötet. Auch hier ergaben sich bei der Sektion keine grob wahrnehmbaren Veränderungen.

Bei einer weiteren Gruppe von zwölf Tieren wurde die Kontrastmittelmenge auf 0,2 ml/kg bzw. 0,24 ml/kg erhöht, aber in Allgemeinnarkose verabfolgt (Nr. 94, 97, 98, 99, 118, 120 *Urografin* [60%], Nr. 121, 122, 123, 124, 133, 134 *Abrodil* [20%]). Unter einer Nembutaldosis von 40 mg/kg in 10%iger physiologischer Kochsalzlösung überstanden die Tiere den Eingriff ohne Krämpfe und auch sonst in unauffälliger Weise. Pulsfrequenz und Atmung blieben normal. Die Narkose hielt 2—3 Std an. Einige Tiere, die dann noch Zeichen einer gesteigerten Reflexerregbarkeit boten, wurden mit der halben Nembutaldosis nachgespritzt. In der Regel lagen die Tiere aber nach dem Erwachen aus der Narkose noch etwa 2 Std schläfrig im Käfig und begannen dann zu fressen und sich normal zu bewegen. Auch in der folgenden Zeit — die Beobachtung wurde bis zu 32 Tagen ausgedehnt — ergaben sich keine auffallenden Veränderungen im Verhalten, keine Paresen und keine Halbseiten-Symptomatologie. Alle in dieser Form behandelten Tiere konnten erhalten werden und ließen makroskopisch am Hirn und an den Hirnhäuten keine Veränderungen nachweisen.

Bei der histologischen Untersuchung des Zentralorgans wurde degenerativen Prozessen der Nervenzellen besondere Aufmerksamkeit gewidmet. Es mußte damit gerechnet werden, daß der schnell in das Gehirn diffundierende Fremdstoff bereits in den ersten Tagen zu Veränderungen an den Ganglienzellen führt, die als akute Zellerkrankung mit dem morphologischen Substrat der Schwellung, dem verstärkten Hervortreten des Kern-Chromatingerüstes und dem Verlust der basophilen protoplasmatischen Nissl-Substanzen ihren Ausdruck findet. Auch schwerere Schäden wie Verflüssigungsprozesse, Koagulationen, Zellschrumpfungen waren unter Umständen zu erwarten. Tatsächlich sind jedoch morphologische Veränderungen dieses Typs bei keinem Tier, in keiner Rindenpartie und in keiner Kernregion beobachtet worden. Auch zu späteren Zeitpunkten ließen weder progressive oder regressive Gliareaktionen, noch das Auftreten von Fettkörnchenzellen einen Schluß auf das Zugrundegehen von Neuronenmaterial zu.

In den ersten Tagen zeigt die Pia stellenweise eine Auflockerung ihres feinretikulären Gewebes mit mäßiger Vermehrung lympho- und histiocytärer Zellelemente, die sich aber bald zurückbildet und auch bei Kontrolltieren gefunden wird, die physiologische Kochsalzlösung erhielten. Es dürfte sich hier um die unspezifische Beantwortung eines Reizes handeln, die durch den Eingriff und die Injektion ausgelöst wird.

Die subpialen Gliakammern sind zu dieser Zeit erweitert, ebenso die periadventitiellen Räume der intracerebralen Gefäße, und es mag aus dieser Beobachtung auf einen verstärkten Stoff- oder Flüssigkeitsaustausch zwischen Hirngewebe und Liquorraum einerseits und dem Gefäßsystem andererseits geschlossen werden. In der subpialen Zone der Großhirnrinden-Molekularschicht auf Höhe der Area prae- und postcentralis erschienen die Gliaelemente mitunter vorübergehend vermehrt, und zwar besonders dort, wo auch die Pia infiltriert war. In einigen Fällen war auch der Epithelbelag der chorioidalen Plexus blasser und saftreicher als normal, das Plasma enthielt reichlicher Vacuolen, und auch dieser Befund kann vielleicht als Ausdruck einer verstärkten sekretorischen Funktion, möglicherweise als Reaktion auf die Hypertonie der injizierten Lösung, aufgefaßt werden. Gefäßwandveränderungen, perivasale Infiltrate oder Blutungen wurden nicht beobachtet (Abb. 15).

Da die Frage Interesse beanspruchte, in welchem Umfang dem osmotischen Druck einer in den Liquorraum injizierten Lösung Bedeutung zukommt, wurden bei drei Tieren (Nr. 89, 127, 135) Kontrollversuche mit der gleichen Menge einer 5%igen Kochsalzlösung vorgenommen, die stärker hyperton ist, als die 20%ige *Abrodil*-Lösung oder die 60%ige *Urografin*-Lösung (eine 4%ige *Abrodil*-Lösung und eine 12,5%ige *Urografin*-Lösung sind blutisoton[1]). Hierbei traten keine Krämpfe in Erscheinung, und auch die histologische Untersuchung ergab keinen auffallenden Befund.

Eine 70%ige Biligrafinlösung[2] (*Endografin*, Schering), die infolge des hohen Molekulargewichtes von 1530,3 in dieser Konzentration hinsichtlich des osmotischen Druckes nur einer 2,6%igen Kochsalzlösung entspricht, erzeugte dagegen Konvulsionen, wie sie auch beim *Abrodil* und beim *Urografin* zu beobachten waren (Tier Nr. 125, 690). Bei einem Jodgehalt von 498 mg/g Substanz oder 350 mg/ml hätte diese Verbindung auf Grund des günstigen Verhältnisses zwischen Kontrastdichte und osmotischer Wirksamkeit Vorteile geboten, falls der Dissoziationsgrad einer Lösung in ausschlaggebender Weise zu berücksichtigen wäre. Hieraus kann entnommen werden, daß nicht der osmotische Druck einer Kontrastmittellösung die Reaktion des Zentralorgans bestimmt, wie allgemein vermutet wurde, sondern die spezifische Toxicität des Moleküls und die Stoffkonzentration. Gegenüber in dieser Form erzeugten osmotischen Druckdifferenzen ist das Zentralnervensystem offenbar recht tolerant und vermag sie zwischen Gefäßraum, Organgewebe und Liquor schnell auszugleichen.

Bei der Entstehung von Kontrastmittelschäden am Zentralorgan nach intraarterieller Injektion ist nach den Untersuchungen von MARGOLIS und seinem Arbeitskreis [*19*, *20*, *144—148*, *220*, *224*] ein vasotoxischer Effekt mit dem Symptom der Schrankenstörung das primäre Ereignis, die irreversiblen Veränderungen am Parenchym sind dagegen nicht direkt auf das Kontrastmittel zu beziehen, sondern vasculärer Natur und auf die Hypoxie zurückzuführen.

---

[1] Die Konzentration der Lösungen wird von den Herstellern in g/Vol. angegeben (Normallösung).

[2] Methylglukaminsalz der N,N'-Adipin-di-(3-amino-2,4,6-trijodbenzoesäure).

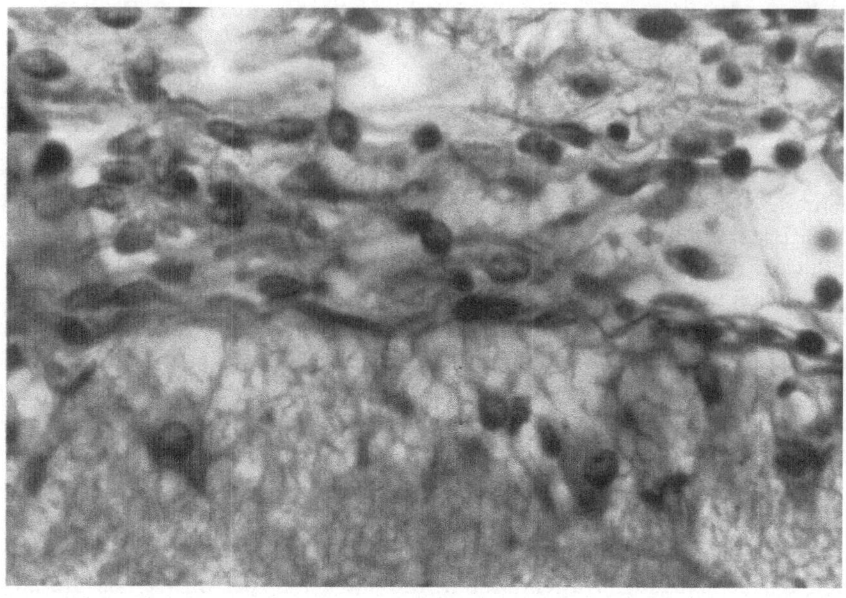

a

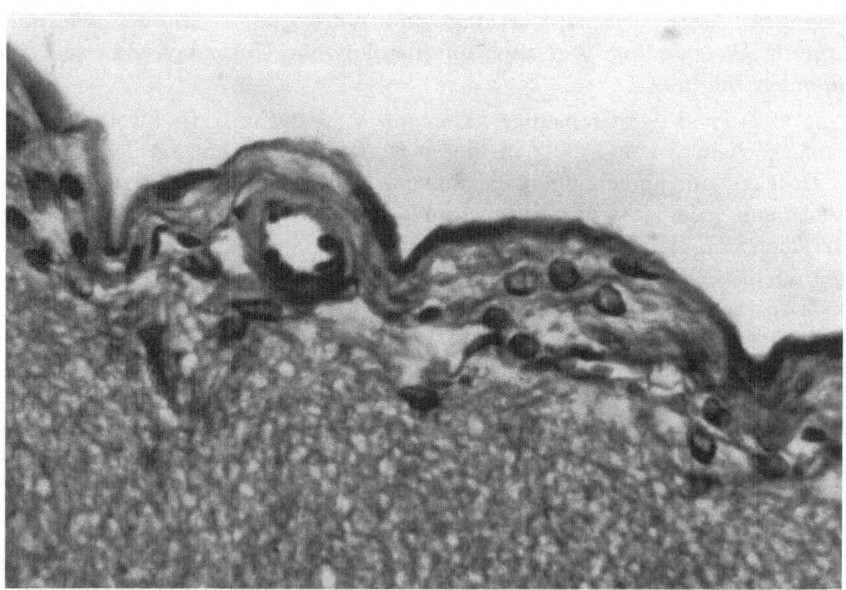

b

Abb. 15 a u. b. a 2 Tage nach *Abrodil* (20 %). Zellinfiltrate in der Pia und in der Arachnoidea der Area praecentralis. Die an der Membrana limitans verankerten Gliaelemente sind vermehrt und zeigen einen vergrößerten Protoplasmaleib. Erweiterung der subpialen Gliakammern. HE ×450, lin. Nachvergr. ×4 (T. 640). b Normale Pia der A. praecentralis zum Vergleich. HE ×450, lin. Nachvergr. ×4 (Kontrolltier)

Um die Frage zu prüfen, ob auch bei intrathecaler Verabreichung von Kontrastmitteln eine Störung der Schrankenfunktion erfaßt werden kann, wurde bei Gruppen von je fünf Tieren, die 0,1 ml/kg *Urografin* (60%) bzw. 0,12 ml/kg

Abrodil (20%) erhalten hatten, der Wassergehalt beider Großhirnhemisphären bestimmt. 4 Std nach der Injektion in den linken supratentoriellen Raum wurden die Tiere getötet und nach dem Freezing-Drying-Verfahren der Wassergehalt jeder Hemisphäre für sich ermittelt. Drei unbehandelte Tiere dienten zur Kontrolle, ebenso drei weitere, die intrathecal 0,1 ml/kg physiologischer Kochsalzlösung erhalten hatten. Die Ergebnisse sind in der folgenden Tabelle zusammengefaßt:

Tier Nr.	Behandlung	Wassergehalt in Prozent	
		Links	Rechts
104	0,1 ml/kg *Urografin* (60%)	78,79	78,60
105	0,1 ml/kg *Urografin* (60%)	78,96	78,78
107	0,1 ml/kg *Urografin* (60%)	79,81	79,59
108	0,1 ml/kg *Urografin* (60%)	79,38	79,27
109	0,1 ml/kg *Urografin* (60%)	79,89	79,39
635	0,12 ml/kg *Abrodil* (20%)	78,54	78,91
636	0,12 ml/kg *Abrodil* (20%)	79,65	79,52
158	0,12 ml/kg *Abrodil* (20%)	79,21	79,32
87	0,12 ml/kg *Abrodil* (20%)	78,60	79,01
88	0,12 ml/kg *Abrodil* (20%)	79,12	(74,03) Meßfehler?
634	0,1 ml/kg NaCl (0,9%)	78,92	78,84
106	0,1 ml/kg NaCl (0,9%)	79,51	79,55
156	0,1 ml/kg NaCl (0,9%)	79,24	79,43
638	keine	79,26	79,21
637	keine	79,17	78,86
157	keine	78,86	79,02

Aus dieser Aufstellung ergeben sich weder Differenzen zwischen beiden Hemisphären noch zwischen den verschiedenen Lösungen oder gegenüber den unbehandelten Kontrollen.

Die Bestimmung des Wassergehaltes ist ein recht empfindlicher Test auf die intakte Stoffwechselfunktion des Zentralorgans. Eine Schädigung des cellulären Energiehaushaltes äußert sich frühzeitig in vermindertem Wasseraustausch als Folge herabgesetzter Leistung der energiebeanspruchenden ,,Flüssigkeitspumpe". Dieses Symptom eines funktionell-pathologischen Verhaltens steht in enger Beziehung zu den Störungen der Blut-Hirn-Schranke, die bei verschiedenen Formen einer unausgewogenen Energiebilanz in Erscheinung treten können. In der hier vorliegenden Frage ergänzt der Nachweis eines funktionstüchtigen Wasserhaushaltes die Feststellung der normalen morphologischen Situation an den nervösen und gliösen Gewebskomponenten.

Von anderer Seite [*81—84*] wurde einer Schrankenstörung nach lumbaler Injektion von resorbierbaren Kontrastmitteln für die Entstehung vorübergehender neurologischer Ausfälle besondere Bedeutung beigemessen. Zur Prüfung, ob ein solcher Vorgang für die Krampfaktivität eine Rolle spielt, wurde bei drei Tieren (Nr. 119, 155, 159) eine Abdichtung der Blut-Hirn-Schranke durch 1,5 ml/kg Venostasin intravenös vorgenommen und 30 min später in der üblichen Menge (0,1 ml/kg) *Urografin* (60%) in Lokalanaesthesie intracraniell injiziert. Es ergaben sich keine Unterschiede in der Reaktion und in der Qualität der Krämpfe gegenüber früheren Versuchen in Lokalanaesthesie.

F. Eigene Untersuchungen über die Verwendbarkeit neuartiger Kontrastmitteltypen in den Liquorräumen

Ein Röntgenkontrastmittel soll in Konsistenz, Löslichkeit und Verteilungseigenschaften dem physiologischen und physiko-chemischen Milieu, in das es hineingelangen soll, ideal angepaßt sein. Es soll eine hohe Kontrastdichte, eine niedrige allgemeine und örtliche Toxicität aufweisen, pharmakodynamisch „leer" sein und schnell und komplett ausgeschieden werden.

Diese Forderungen werden in ihrer Gesamtheit von keiner der im Gebrauch befindlichen Verbindungen in idealer Weise erfüllt. Bei den wasserlöslichen Substanzen handelt es sich um Salze, die zwar gut und restlos eliminiert werden, aber je nach Dissoziationsgrad osmotisch wirksam sind. Reduziert man die molare Konzentration auf blutisotone Werte, so wird die Kontrastdichte ungenügend. So dissoziieren z. B. die Na-Salze der N,N'-Diacetyl-3,5-diamino-2,4,6-trijodbenzoesäure (*Hypaque* Winthrop-Stearns) ausgiebiger als die Methylglucaminsalze, deren Mischung im Verhältnis 10:66 im *Urografin* (Schering) vorliegt. Die vasomotorische Wirksamkeit der Kontrastmittel ist zwar von großer Bedeutung, aber es ist an diesem Beispiel ermittelt worden, daß beide Salze in ihrem Gefäßeffekt gleich, das weniger dissoziierende Methylglucaminsalz aber hinsichtlich der subjektiven Erscheinungen bei der Angiographie (Schmerzen, Wärmegefühl) besser verträglich ist [*15*]. Die Toxicität eines Kontrastmittels wird also weder durch seine Gefäßwirksamkeit verbindlich zum Ausdruck gebracht, noch durch den Grad der Hypertonie bestimmt. Die eigenen Untersuchungen über die sehr unterschiedlichen Reaktionen nach intrathecaler Injektion von hypertoner Kochsalzlösung oder von Kontrastmittellösungen verschiedenen osmotischen Drucks haben das bestätigt, was nach den Erfahrungen anderer Autoren auch für die intraarterielle Anwendung gilt [*30*, *104*]. Zahlreiche Faktoren bestimmen den Toxicitätsgrad einer Kontrastmittelverbindung, ohne daß es möglich ist, einem Teileffekt die maßgebliche Rolle zuzuerkennen.

Während Winzer u. Mitarb. [*241*] bei der Untersuchung einiger gebräuchlicher Kontrastmittel in der Warburg-Apparatur auf ihre atemhemmende Wirkung eine Beziehung zwischen dieser und dem Toxicitätsgrad (LD_{50} nach intravenöser Injektion) fanden, bestand keine derartige Relation zu physikalischen Konstanten, wie osmotischem Druck, Leitfähigkeit und Dissoziationsgrad. Cotrim [*45*] hat dagegen deutliche Zusammenhänge zwischen dem osmotischen Druck und Reaktionen an Herz, Atmung und Kreislauf festgestellt.

Die allgemein übliche Angabe der generellen Toxicität eines Kontrastmittels, gewonnen aus der Dosis-Mortalitätskurve und ausgedrückt in der LD_{50}, gibt nur wenig präzise Auskünfte über die lokalen Effekte, die von der Natur der Örtlichkeit abhängig sind. So ist die vasomotorische Wirksamkeit an den cerebralen Gefäßen sicher eine andere, als an den Capillaren der Extremitätenperipherie. Hier interessieren besonders die Beziehungen zwischen allgemeiner Toxicität und örtlicher Toxicität am Zentralorgan. Es ist ermittelt worden, daß die Allgemeintoxicität nach intravenöser Injektion von Na-Azetrizoat (*Triopac* (Cilag), *Urokon* [Mallinckrodt]) mit einer LD_{50} von 7700 mg/kg Maus und besonders von Na-Diatrizoat (*Urografin* [Schering], *Hypaque* [Winthrop-Stearns]) mit 14000 mg/kg deutlich geringer ist als die von Jodo-Pyracet (*Diodrast* [Winthrop-Stearns]) mit

6300 mg/kg und Na-Jodomethamate (*Neo-Iopax* [Schering, USA]) mit 4600 mg je kg. Die Toxicität dieser Verbindungen am Zentralorgan zeigt ein entgegengesetztes Verhalten. Sie ist zwar nach intrazisternaler Applikation allgemein größer, aber für die zuletzt genannten Substanzen um fast 50% geringer als für die generell besser verträglichen Azetrizoate und Diatrizoate [*104*]. Die systematische Toxicität gibt also keinen Maßstab für die örtliche Toxicität am Zentralorgan und umgekehrt. Es erscheint daher zweifelhaft, ob Nebenwirkungen bei verschiedenartigen Kontrastmitteluntersuchungen (Urogramme, Cholecystogramme) auf einen cerebralen Effekt im Sinne einer Schrankenstörung zurückzuführen sind, wie es von HOPPE [*104*] vermutet wurde.

Wenn Hypertonie und spezifische Wirksamkeit des Moleküls in ihrer Bedeutung für die Nebeneffekte also nicht klar voneinander abzugrenzen sind, so scheint doch festzustehen, daß diese mit dem Jodgehalt der Verbindung in keinen Zusammenhang gebracht werden dürfen. So ist z.B. das Tetrajodphenolphthalein um den Faktor 200 weniger toxisch als die nichtjodierte Verbindung [*58*].

Während die Forderungen nach absoluter Unschädlichkeit bisher nicht zu erfüllen waren, ließen sich die physikalischen Voraussetzungen einer optimalen Strahlenabsorption leichter schaffen.

Die Kontrastdichte ist eine Funktion des Schwächungskoeffizienten μ einer Kontrastverbindung bzw. der Summe der Schwächungskoeffizienten der darin enthaltenen Elemente und ihrer Schichtdicke oder Konzentration, gemessen in g Substanz pro cm^2 durchstrahlte Fläche. Den Elementarvorgängen der Strahlenabsorption entsprechend setzt sich der Schwächungskoeffizient aus Photoabsorption (τ), Streuabsorption (σ) und Paarbildungsabsorption (ψ) zusammen, wobei die Photoabsorption in dem interessierenden diagnostischen Wellenlängenbereich von etwa 0,25—0,4 Å (das sind Strahlungen von 50—90 kV) die überwiegende Rolle spielt. Die Photoabsorption nimmt mit der 4. Potenz der Ordnungszahl des Elementes und der 3. Potenz der Wellenlänge λ der zu absorbierenden Strahlung zu. Die Zunahme erfolgt jedoch nicht gleichmäßig, sondern sprunghaft in diskreten Abschnitten, die durch die sog. Absorptionskanten begrenzt werden. Diese Absorptionskanten entstehen dadurch, daß ein Strahlungsquant bestimmter Wellenlänge gerade imstande ist, in dem absorbierenden Element z.B. ein Elektron der K-Schale herauszulösen und seine Energie damit restlos aufbraucht. Bei etwas größerer Wellenlänge dagegen reicht die Energie nur für die Ablösung eines Elektrons aus der L-Schale, wobei der Energierest dem Elektron als kinetische Energie mitgegeben wird, also der Absorption zunächst verloren geht. Die Lage der K-Kanten ist von Element zu Element verschieden; für die Wahl eines Kontraststoffes ist aber von Bedeutung, daß seine K-Kante als Absorptionsspitze im Wellenlängenbereich der diagnostischen Strahlenqualitäten gelegen ist. Hierzu gehören die Elemente der Ordnungszahlen von 50—60, deren K-Kanten bei λ von 0,3—0,42 Å zustande kommen und von denen sich das Jod (Ordnungszahl 53, Massenphotoabsorptionskoeffizient $\frac{\tau}{\varrho} = 36{,}71$ bei Wellenlänge der K-Absorptionskante von $\lambda = 0{,}373$ Å [*230*]) wegen dieser günstigen physikalischen Voraussetzungen, aber auch wegen seines verhältnismäßig leichten Einbaues in Trägersubstanzen besonders bewährt und allgemein Anwendung gefunden hat.

An Versuchen, zu neuen Kontrastsubstanzen zu gelangen, die den zahlreich vorhandenen, gebräuchlichen Präparaten überlegen sind, hat es nicht gefehlt. Es seien hier nur die Bemühungen erwähnt, Schwermetall-Ionen in Bindung an organische Moleküle, sog. Chelate, als Kontrastmittel zu verwenden [*73*, *157*, *187*, *198—200*, *202*, *225*]. Als organische Komplexbildner wurden EDTA (Ethylenediamine-tetraacetate) und DTPA (Diethylenetriamine-pentaacetate) benutzt, jedoch wurden die Versuche bei befriedigenden technischen Ergebnissen wegen zu großer Toxicität der Substanzen größtenteils aufgegeben. Die Bindung der Schwermetall-Ionen im Chelat ist nicht absolut sicher, die Ausscheidung erfolgt zunächst recht schnell, 10% des Blei-Chelats verbleiben aber unbestimmte Zeit im Körper und rufen Vergiftungserscheinungen hervor. Auch schwere Nierenveränderungen sind beobachtet worden (Wismuth-Nephritis). Wegen der besonderen Empfindlichkeit des Zentralorgans gegenüber Schwermetallen ist eine Verwendung in diesem Raum von vorneherein ausgeschlossen.

Ferner müssen die Versuche von Coulston und Hoppe (1959) [*46*] mit Tribromäthanol (*Avertin*) erwähnt werden, die bei Katzen eine Darstellung des N. ischiadicus bis herauf zu den spinalen Wurzeln erzielen konnten. Das Kontrastmittel war nach durchschnittlich 6 Std resorbiert, die histologischen Veränderungen am Nerven und seinen Hüllen bildeten sich innerhalb von 7 Tagen weitgehend zurück, die Narkose hielt für 46—72 Std an.

Bei den eigenen Bemühungen, Kontrastsubstanzen geringerer Schädlichkeit ausfindig zu machen oder zu entwickeln, wurde wegen der geschilderten günstigen physikalischen und chemischen Voraussetzungen vom Jod ausgegangen. Es wurden sowohl neuartige Verbindungen auf ihre Verwendbarkeit überprüft, als auch Substanzen und Elemente untersucht, die in der Kontrastmittelpharmakologie nicht gebräuchlich sind, wie das dem Jod nahe verwandte Caesium.

1. Ionenaustauscher

Es wurde zunächst der Versuch unternommen, bei der Herstellung einer kontrastgebenden Substanz das Ionenaustauscherverfahren anzuwenden.

Diese Idee bedeutet eine Abkehr von dem Prinzip der festen Jodbindung, die von den Kontrastmittelherstellern allgemein befolgt oder zumindest erstrebt wird und sich aus den Erfahrungen früherer Jahre mit anorganischen Jodverbindungen ergeben hat. Das Jodanion ist ebenso wie das elementare Jod in der Lage, Überempfindlichkeitsreaktionen hervorzurufen. Erfahrungsgemäß tun dieses aber auch die Kontrastmittel mit fester Jodbindung, ohne daß die Idiosynkrasie aber mit Sicherheit auf freies Jod bezogen werden kann, sondern wahrscheinlich spezifisch gegen das Molekül gerichtet ist. Die biologische Maskierung des Elementes hat also nur bedingte Vorteile geboten, vor allem aber durch die Möglichkeit, in den relativ schweren Verbindungen eine ungleich höhere Jod- und damit Kontrastdichte zu erzeugen, als sie z.B. Na-Jodid unter Einhaltung einer noch erträglichen osmotischen Hypertonie bieten könnte. Die Toxicität von Na-Jodid ist geringer als die von Na-Chlorid (um 1 g/kg Hund), aber höher als die der Kontrastmittelsubstanzen und entspricht in erster Linie einer allgemeinen Salzwirkung [*98*]. Beim Menschen sind Dosen bis zu 20,0 g pro Tag als Kontrastmittel verabfolgt worden [*59*]. Bei einer durch Test ermittelten Überempfindlichkeit oder bei Hyperthyreose ist die Verabreichung jodabspaltender Verbindungen natürlich kontraindiziert. Hyperthyreotische Symptome sind aber als Nebenwirkung in der Kontrastmittelliteratur nicht bekannt geworden [*98*]. Im übrigen besteht aber beim Jodion im Gegensatz zum elementaren Jod nicht die Gefahr einer örtlichen Schädigung durch Eiweiß-Denaturierung oder Lipoidlöslichkeit mit Membrandurchgang.

Als Austauschermolekül stand ein Polysterenpräparat *Dowex 1, X 1* des Serva-Entwicklungslaboratoriums, Heidelberg, folgender Struktur zur Verfügung:

—C————C————C—

(CH_3)—N—(CH_3)

$J^{(-)}$

(CH_3)

An der quaternären Ammoniumgruppe erfolgt die Anlagerung des Jodions bzw. der Austausch. Dieses Präparat wurde gewählt, weil THOMAS u. Mitarb. [*223*] beim Versuch, jodierte Polysterene — mit fester Jodbindung — für die Hepatolienographie zu verwenden, beobachtet hatten, daß ein Abbau dieses Körpers im

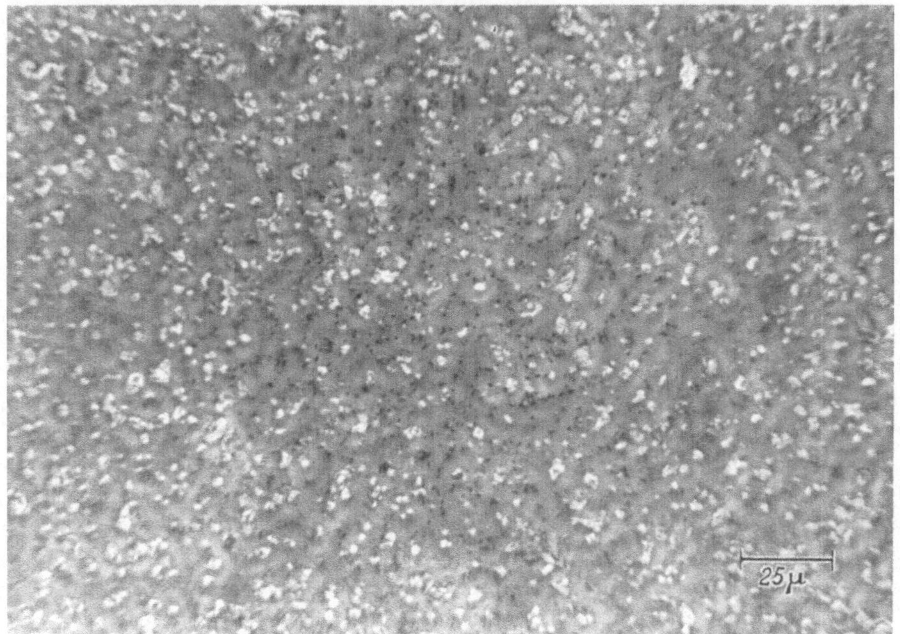

Abb. 16. Jod-Polysteren. Phasenkontrast ×400, lin. Nachvergr. ×4

Organismus erfolgt. Da dieser Vorgang sicherlich von der Partikelgröße abhängig ist, sollte das Harz in der Kugelmühle und durch Ultraschall auf Abmessungen von etwa 0,5 μ zermahlen werden. Dieses Ziel wurde jedoch nicht erreicht (Abb. 16). Nach Anlagerung der Jodidanionen wurde die Substanz in Suspension gebracht, zur Stabilisierung mit einem 3%igen Zusatz von Kollidon 17 (BASF) versetzt und eine Flüssigkeit milchartiger Konsistenz erhalten, die pro ml eine Jodkonzentration von etwa 120 mg enthielt. Die Kontrastdichte liegt damit gering über der des *Abrodils* von etwa 100 mg/ml und genügt auch für die Darstellung von Räumen geringen Volumens, wie z. B. des Aquaeducts (Abb. 17). Ein osmotischer Effekt kam wegen der Teilchengröße nicht in Betracht, eine kolloidosmotische Wirksamkeit erschien fraglich, jedoch wurde die Suspension durch Hinzufügen von Na-Chlorid auf eine physiologische Konzentration gebracht.

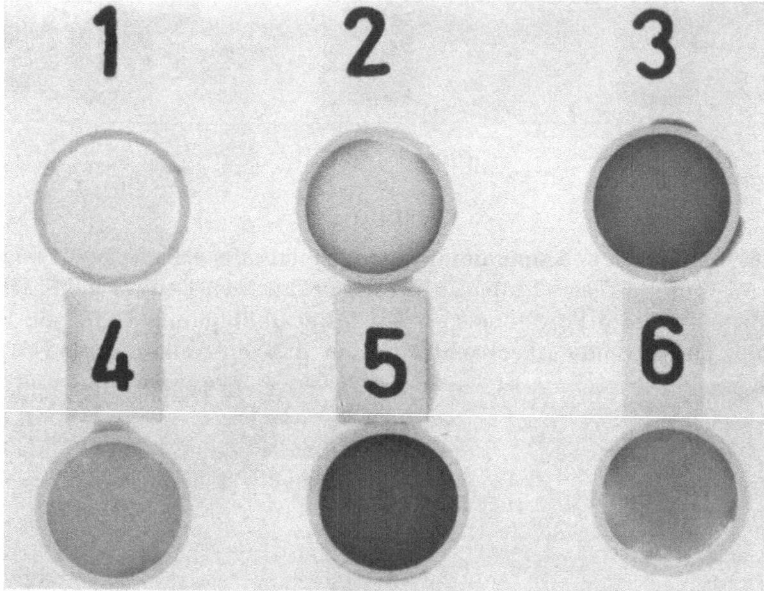

Abb. 17. Testaufnahmen. *1* Wasser; *2 Urografin* 30% (146 mg J/ml); *3 Urografin* 60% (292 mg J/ml); *4 Abrodil* 20% (104 mg J/ml); *5 Pantopaque* 30,5% (305 mg J/ml); *6* Jod-Polysteren 60% (120 mg J/ml)

In der üblichen Weise wurden bei sieben Kaninchen mit einem Gewicht von 2500—3100 g (Nr. 101, 102, 113, 116, 117, 630, 631) in Lokalanaesthesie 0,15 ml/kg dieser Suspension in den intracraniellen Liquorraum injiziert. Der Eingriff wurde von sämtlichen Tieren gut vertragen. Sie boten auch hinterher keine Zeichen von Mißbehagen oder irgendwelche Auffälligkeiten. In Abständen von 2, 4, 6, 10, 14, 20 und 30 Tagen wurden die Tiere getötet. Dabei fanden sich bereits nach wenigen Tagen über der Konvexität der linken Hemisphäre und in den Zisternen flächenhaft ausgedehnte grünliche Massen, die mit der Hirnoberfläche innig verhaftet waren. Die Röntgenaufnahmen zeigten hier einen flauen Schatten, der Ionenaustausch war also noch nicht vollständig abgeschlossen.

Die histologischen Befunde entsprachen den schweren makroskopisch sichtbaren Veränderungen bei allen Tieren. Die Suspension, deren Partikel sich zu größeren Konglomeraten zusammengeschlossen hatten, füllte den Subarachnoidalraum der injizierten linken Seite aus und war mitunter in die Hirnsubstanz oder in das Ventrikelsystem eingebrochen. Stirn- und Scheitellappen zeigten eine entsprechende Volumenzunahme und waren unter der Falx nach rechts verschoben. Der linke Seitenventrikel war oft zusammengedrückt, der rechte infolge Abklemmung des Canalis Monroi erweitert. Die Pia war verbreitert und von Zellinfiltraten

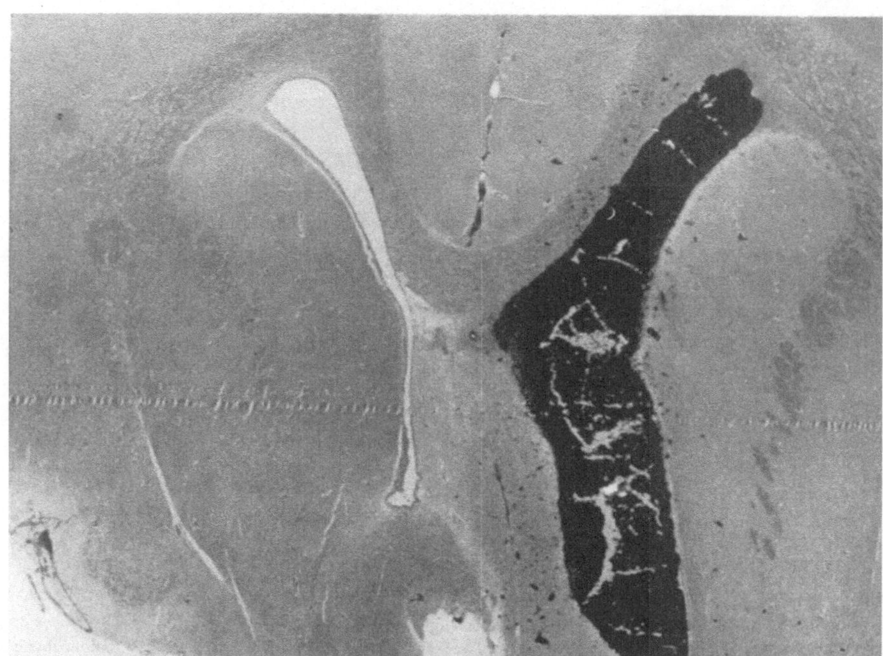

Abb. 18. Füllung des linken, durch Verstopfung des Foramen Monroi erweiterten Seitenventrikels mit Jod-Polysteren. Azan ×3, lin. Nachvergr. ×4,5 (T. 113)

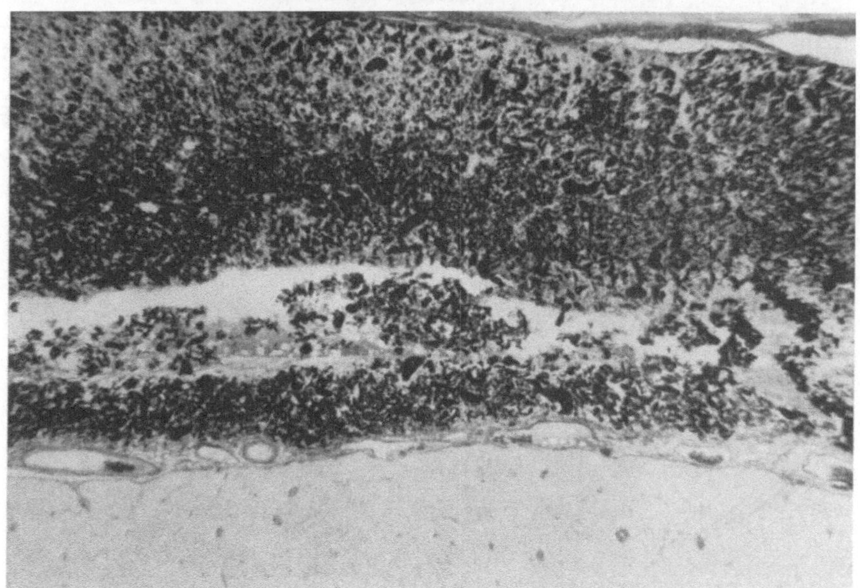

Abb. 19. 10 Tage nach Jod-Polysteren. Die Substanz liegt im erweiterten Subarachnoidalraum über der A. praecentralis. Die Partikel haben sich zu großen Konglomeraten zusammengeschlossen. Azan ×45, lin. Nachvergr. ×4 (T. 101)

dicht durchsetzt, wobei polymorphkernige Leukocyten und Makrophagen das Bild beherrschten. Die mesenchmalen Freßzellen zeigten in ihrem Plasma umfangreiche Einschlüsse von Harzpartikeln und Kerntrümmern zugrunde

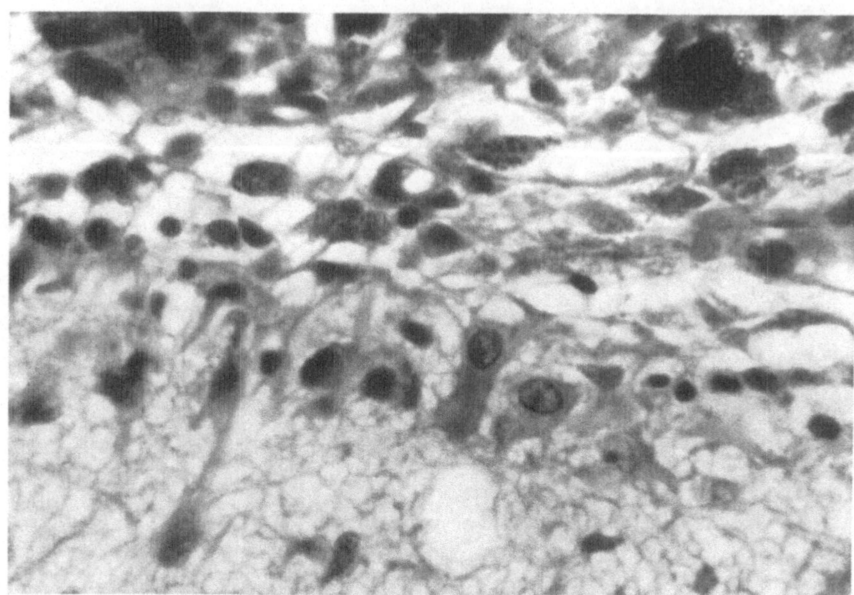

Abb. 20. 30 Tage nach Jod-Polysteren. Mesodermale und gliöse Zellvermehrung in Pia und subpialer Rindenzone. Makrophagen, die in großer Menge Harzpartikel aufgenommen haben. Progressive Veränderungen der Gliazellen unterhalb der Membrana limitans. HE ×450, lin. Nachvergr. ×4 (T. 631)

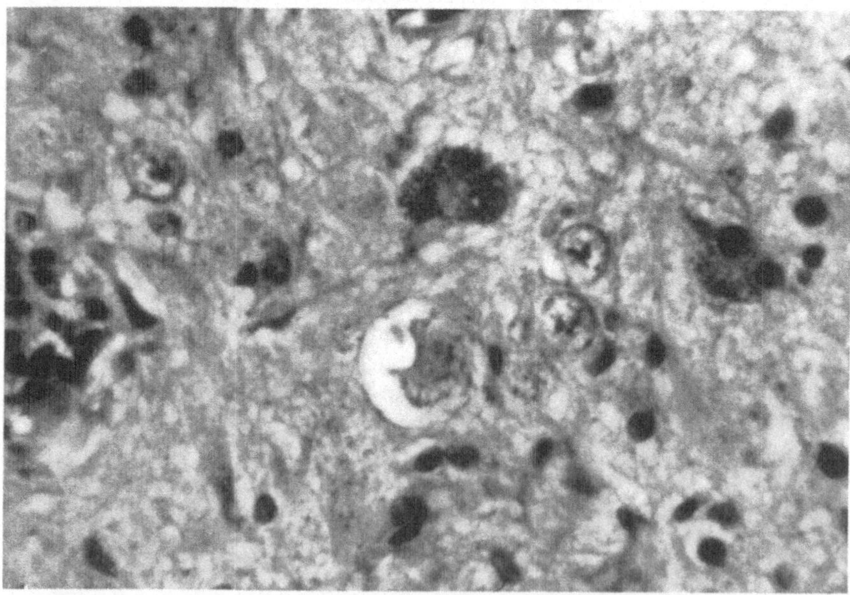

Abb. 21. 10 Tage nach Jod-Polysteren. Aus der mittleren Rindenschicht des linken Stirnhirns. Gliöse Freßzellen mit Einschlüssen von Harzpartikeln. Zellinfiltrate im periadventitiellen Gefäßraum (linker Bildrand). HE ×450, lin. Nachvergr. ×4 (T. 101)

gegangenen Zellmaterials. Die Reaktion war nicht auf die mesodermalen Gewebsanteile beschränkt. In der Molekularschicht der angrenzenden Großhirnrinde, aber auch in den tieferen Rindenpartien bis etwa zur 5. Brodmannschen Schicht waren die gliösen Elemente erheblich vermehrt. Ihr Zelleib und die protoplasmatischen Fortsätze traten deutlicher hervor, das Plasma war von kleinen Vacuolen erfüllt, der Kern teils blasig aufgetrieben, teils regressiv pyknotisch verändert. Gliöse und mesenchymale, den Gefäßwänden entstammende Zellformen fanden sich in dichtem Nebeneinander. Veränderungen an den Ganglienzellen waren am besten in der Schicht der großen Pyramidenzellen zu erfassen. Sie entsprachen den verschiedenen Stadien des Verflüssigungsprozesses mit Kernschwellung, Verlust der Chromatinanfärbbarkeit, Zerstörung der Kernmembran, Karyorhexis und Auflösung des Protoplasmas. An den Stellen, wo die Substanz in das Hirngewebe eingebrochen war, wurde sie von einem capillarreichen Granulationsgewebswall umschlossen. Sowohl an der Pia als auch intracerebral, hier ausgehend vom Gefäßmesenchym, war schon nach 6—10 Tagen eine kräftige und im weiteren Verlauf zunehmende Faserneubildung zu beobachten. In einem Fall war eine Füllung des Ventrikelsystems zustande gekommen (Tier 113). An diesem Beispiel ließ sich der Abtransport der Harzpartikel über das Ependym und die Gliazellen des angrenzenden Nucleus caudatus bis zur Gefäßwand, wo die Übernahme der Fremdkörper durch Histiocyten vor sich geht, gut verfolgen. Innerhalb von nur 24 Std gelangen die Partikel auf diese Weise tief in die

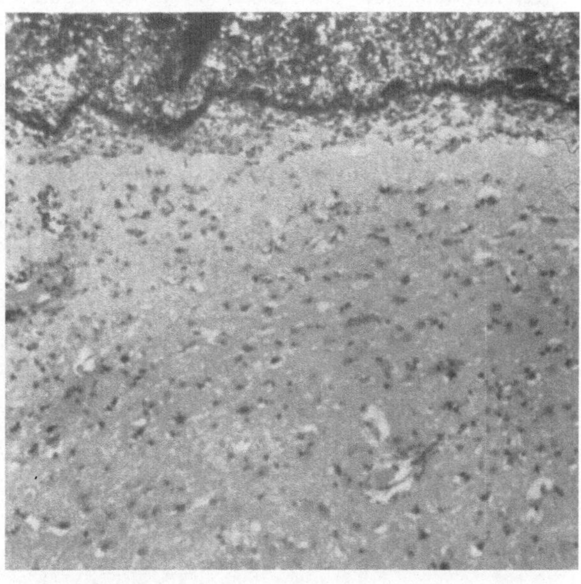

a

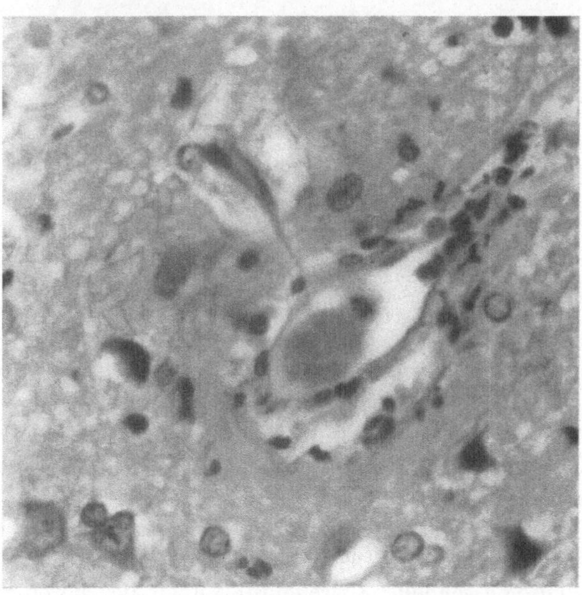

b

Abb. 22a u. b. 1 Tag nach Polysteren. Aus der Umgebung des linken Seitenventrikels (Abb. 18): Wandelemente eines erweiterten Gefäßes im N. caudatus mit Einschlüssen von Harzpartikeln aus dem Ventrikel (Beispiel für glio-mesenchymalen Transportweg. HE ×450, lin. Nachvergr. ×4 (T. 113)

Kernregion hinein. Gliöse Freßzellen mit Harzpartikeln in tiefen Rindenzonen demonstrieren ebenfalls den Transportweg von Substanzen aus dem subarachnoidalen Liquorraum in das Hirngewebe (Abb. 18—23).

Es handelt sich bei diesen Veränderungen um eine schwere Fremdkörperreaktion. Eine Resorption oder ein Abbau, wie in den erwähnten Untersuchungen von THOMAS u. Mitarb. [*223*] für möglich gehalten wurde, kommt für den Liquorraum nicht in Betracht. Daneben sind weitere schädigende Effekte in Betracht zu ziehen. Ursprünglich war vermutet worden, daß der Austausch durch Chloridionen des Liquors erfolgen würde, es ist aber auch denkbar, daß hierfür Phosphationen herangezogen werden, wodurch bei freiem Hirn-Liquor-Stoffaustausch dem Zentralorgan wichtige Substanzen entzogen würden. Ferner ist bekannt, daß die Lipoide des Hirngewebes als Anionen wirken [*71*] und vielleicht das Jod aus der Adsorption verdrängen. Sollte es gelingen, kleinere und besser verträgliche Austauschmoleküle zu erhalten, scheint es aber interessant, diesen neuartigen Weg eines Kontrastverfahrens weiter zu verfolgen.

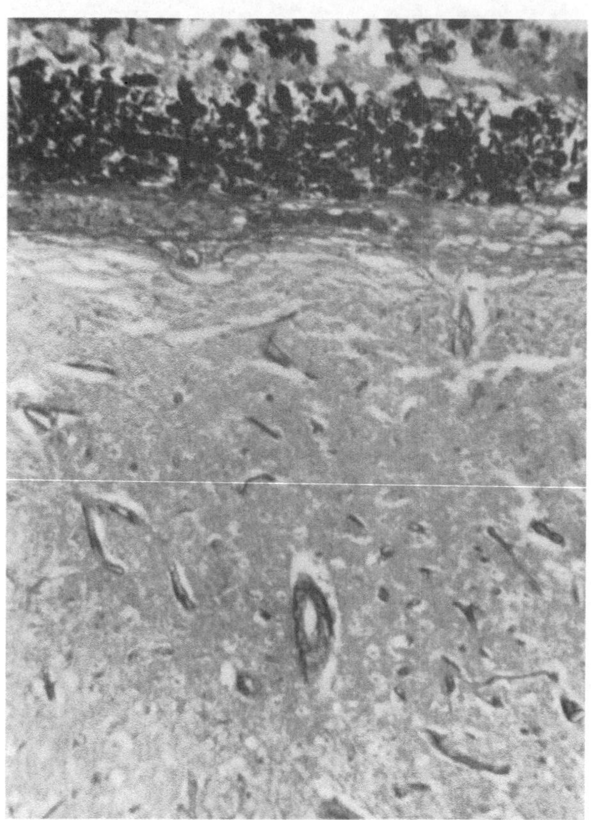

Abb. 23. 10 Tage nach Jodpolysteren. Beträchtliche Gefäßvermehrung in der Stirnhirnrinde mit Verbreiterung der kollagenen Fasermäntel. Azan ×100, lin. Nachvergr. ×4 (T. 101)

2. Jod-Polyvinylpyrrolidon

Die günstigen physiologischen Eigenschaften des Polyvinylpyrrolidons, das als Polymerisationsprodukt gewonnen wird und als synthetisches Kolloid bei der Herstellung von Blutersatzstoffen (*Periston*, Bayer) Verwendung findet, ließen einen Versuch lohnend erscheinen, diese Verbindung als Trägersubstanz für ein Kontrastelement zu benutzen. Dem Stoff werden weitgehende biologische Inaktivität, ein gutes Diffusionsvermögen, cellulärer Abtransport ohne Granulombildung und eine schnelle Ausscheidung über die Nieren zugeschrieben [*17*]. Bei dem in Frage kommenden Präparat *Kollidon 17*[1] liegt das Molekulargewicht zwischen 8000—12000, eine osmotische Druckwirkung war also nicht zu befürchten. Eine

[1] Das Präparat wurde von der BASF (Ludwigshafen) in entgegenkommender Weise zur Verfügung gestellt.

Steigerung des onkotischen Drucks mußte wegen der Hydrophilie des Kolloids vermutet werden und wurde zunächst durch die intracranielle Injektion von 0,2 ml/kg einer 5%igen Lösung bei zwei Tieren (Nr. 692, 693) geprüft. Hierbei ergaben sich weder Zeichen einer subjektiven Unverträglichkeit, noch einer meningealen Reaktion. Die allgemeine Toxicität wird mit einer $LD_0 > 1$ g/kg (Kaninchen) nach intravenöser Injektion angegeben.

Da das einzelne Vinyl-Pyrrolidon-Molekül (Mol.-Gew. ca. 111) maximal zwei Jodatome (Atom-Gew. ca. 127) binden kann, wäre theoretisch eine etwa 65%ige Jodkonzentration im Festkörper erreichbar gewesen. Da beim Hersteller keine Erfahrungen über die Löslichkeitsverhältnisse von Jod-PVP höherer Konzentration vorlagen, mußten diese experimentell ermittel werden[1]. Dabei hat sich gezeigt, daß eine derartige Jodbeladung nicht durchzuführen ist, da Jod-PVP bereits bei einem Mischungsverhältnis von 3 Teilen Jod zu 7 Teilen PVP seine Wasserlöslichkeit verliert. Eine eben noch lösliche Verbindung hatte daher nur einen Jodgehalt von 20%. In wäßriger 20%iger Lösung entspricht dies einer Jodkonzentration von nicht mehr als 40 mg/ml, die den Anforderungen an Schattendichte bei weitem nicht genügt. Ein verwertbares Präparat hätte mindestens 100 mg/ml enthalten müssen, jedoch entsteht bei dieser Konzentration eine froschlaichartige Masse, unabhängig davon, ob man versucht, das Lösungsmittel zu reduzieren oder den Jodgehalt des Moleküls zu erhöhen. Ein weiterer Nachteil, der die Brauchbarkeit der Verbindung ausschloß, kam hinzu. Das Polymerisationsprodukt lagert Jod nicht fest, sondern nur in Komplexbindung an.

—C—C—C—
J | J
N
H_2C CO
H_2C—CH_2

Jod-Polyvinylpyrrolidon

Es liegt eine Atmosphäre von elementarem Jod vor, die weniger als 1% des komplex gebundenen entspricht und nicht zu beseitigen ist, da sie sich aus dem Komplex wieder auffüllt. Nur das Monovinyl-Pyrrolidon, das im *Kollidon 17* zu einem geringen Anteil (0,8%) als Verunreinigung enthalten ist, kann zwei Jodatome fest binden.

Außerdem ist infolge der Jodatmosphäre mit der Entstehung von Jodwasserstoffsäure zu rechnen.

—C—C—C—
N N
H_2C CO → H_2C CO
H_2C—CH_2 + J—J H_2C— CHJ + HJ

Man spricht zwar von einem entgiftenden Einfluß des Kollidons auf Jod, die Anwesenheit auch geringer Mengen freien elementaren Jods und die unbefriedigenden Ergebnisse hinsichtlich Löslichkeit und Kontrastdichte machen dieses Präparat aber für eine Verwendung als Kontrastmittel absolut unbrauchbar.

[1] Herrn Dr. HERRLE (BASF, Ludwigshafen) sei für Unterstützung und Anleitung bei diesen Versuchen herzlichst gedankt.

3. Jod-Polytyrosin

Die gleichen Überlegungen, die für eine Prüfung von Jod-PVP maßgeblich waren und die Tatsache, daß Tyrosin neben der Benzoesäure die Aminosäure ist, die am sichersten Jod bindet [*34*], führten zu einem weiteren Polymerisationsprodukt (Polytyrosine, Pilot-Company, New York, N.Y.), das im Serva-Entwicklungslaboratorium Heidelberg bis zu einer Konzentration von etwa 65% jodiert wurde.

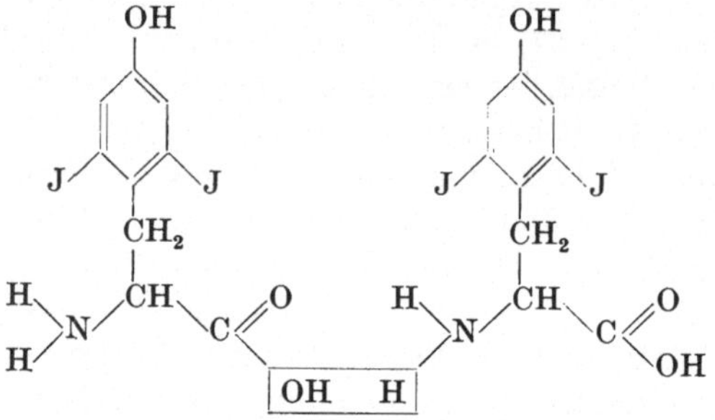

OH OH
J J J J
CH_2 CH_2
H CH O H CH O
N C N C
H OH
OH H

Das Molekulargewicht liegt bei etwa 50000. Es wurde vermutet, daß das Polymer auf Grund seiner nahen Beziehungen zu körpereigenen Substanzen dem Stoffwechsel zugängig sei und abgebaut werden könnte. Löslichkeitsversuche zeigten, daß nur ein Teil der Substanz in Lösung ging, und Bemühungen, eine feindisperse Suspension herzustellen, scheiterten an der zähen Konsistenz der einzelnen Partikel des weißlichen Pulvers, die eine ausreichende Homogenisierung nicht gestattete[1]. Außerdem wurde in geringen Mengen freies Jod nachgewiesen und die Anwesenheit von Jodwasserstoffsäure, die ihre Entstehung dem gleichen Vorgang verdankt wie beim Jod-PVP.

Aus den dargelegten Gründen war von einer Erprobung der Substanz am Versuchstier kein günstiges Resultat zu erwarten.

4. Dijodtyrosin

Die Unverwendbarkeit des Polymerisationsproduktes ließ auf das Monomer zurückgreifen, wofür besonders die Überlegungen ausschlaggebend waren, daß Tyrosin als körpereigene Aminosäure aller Voraussicht nach vom Organismus besser toleriert werden würde als die organischen Säuren, die im allgemeinen die Grundlage der gebräuchlichen Kontrastmittel bilden. Tyrosin ist im Liquor in einer Konzentration von 0,20 mg-%, im Serum mit 1,5 mg-% enthalten [*195*]. Eine hormonelle Wirksamkeit ist von der Verbindung nicht zu erwarten. Nach intravenöser Injektion wurde eine geringe Blutdrucksteigerung und eine mäßige Verlangsamung der Herzaktion beobachtet [*39*].

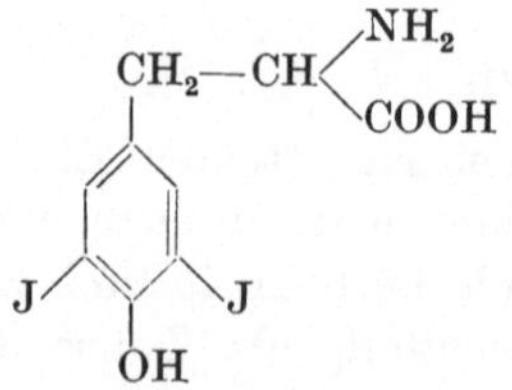

NH_2
CH_2—CH
COOH
J J
OH

[1] Herrn Dr. Fink, Institut für Organische Chemie der Universität des Saarlandes, sei für Rat und Hilfe herzlich gedankt.

3,5-dijod-L-Tyrosin mit dem Mol.-Gew. 433 und einem Jodgehalt von 58,6% liegt als weißes Pulver vor und ist in Wasser kaum löslich. Versuche, es als Natriumsalz wasserlöslich zu machen (Institut für Organische Chemie der Universität des Saarlandes), sind vorerst nicht erfolgreich gewesen. Die Substanz wurde daher mit physiologischer Kochsalzlösung in Suspension gebracht, die 40% Dijodtyrosin und somit eine Jodkonzentration von 23,4% enthielt (Abb. 24). Durch 5%igen Kollidonzusatz gelang es nicht, die Suspension wesentlich zu

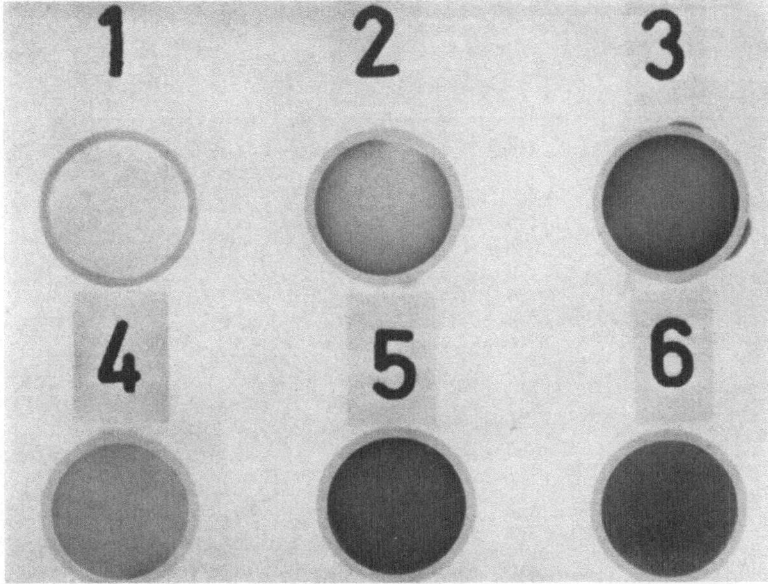

Abb. 24. Testaufnahmen. *1* Wasser; *2 Urografin* 30% (146 mg J/ml); *3 Urografin* 60% (292 mg J/ml); *4 Abrodil* 20% (104 mg J/ml); *5 Pantopaque* 30,5% (305 mg J/ml); *6* Dijodtyrosin 40% (234 mg J/ml)

stabilisieren, so daß hierauf verzichtet wurde. Der pH-Wert wurde auf 7,4 eingestellt und die milchartige Flüssigkeit in der üblichen Weise sechs Tieren (Nr. 90, 91, 100, 624, 628, 697) injiziert. Das eingefüllte Flüssigkeitsvolumen betrug 0,12 ml/kg, nur bei Tier 697 wurden insgesamt 0,9 ml gegeben. Die Röntgenaufnahme zeigte einen entsprechend massiven Kontrastschatten im Bereich der linken Hemisphäre. Von allen Tieren wurden der Eingriff und die Beobachtungszeit bis zur Tötung, die nach 11, 14, 20, 28 und 35 Tagen erfolgte, ohne Besonderheiten überdauert. Bereits nach 11 Tagen ließ die Kontrollaufnahme des Schädels keine kontrastgebenden Substanzen mehr erkennen (Abb. 25). Die Möglichkeit, daß das Kontrastmittel in den Spinalkanal hinabgeglitten war, wurde durch eine Übersichtsaufnahme ausgeschlossen. Bei der Sektion waren keine Reste der Substanz im Cavum leptomeningicum nachzuweisen. Die Hirnhäute waren glatt und spiegelnd. Auch die histologische Untersuchung ergab keine Besonderheiten, bis auf eine mäßige Zellvermehrung in der Pia und im arachnoidalen Maschenwerk, wie sie aber bei allen intrathecalen Injektionen festzustellen war.

Die Substanz ist also ohne erfaßbare Reaktionen von seiten des Zentralorgans innerhalb weniger Tage praktisch restlos aus dem Liquorraum verschwunden.

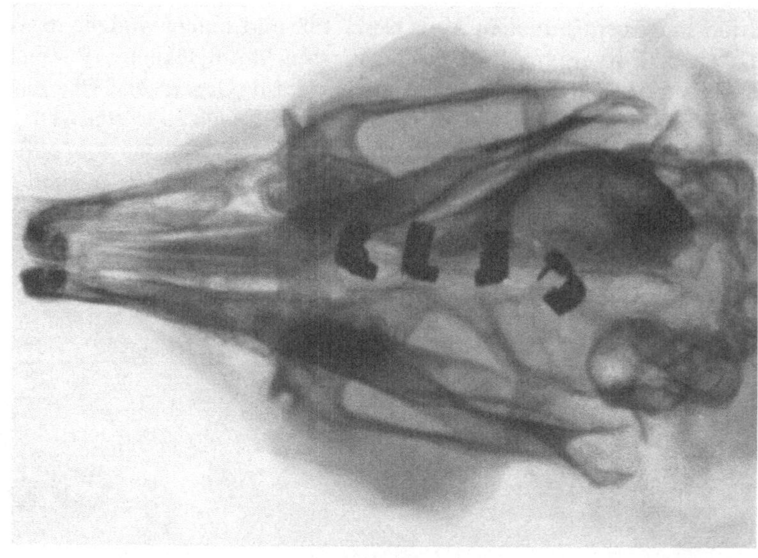

a

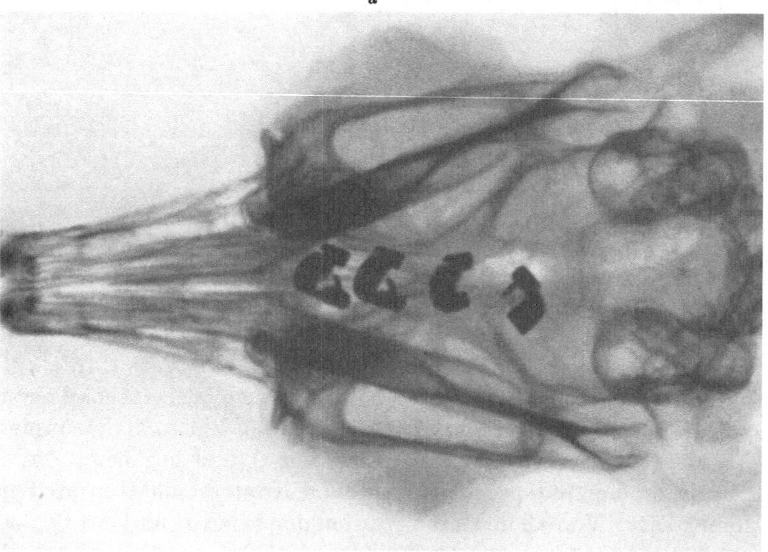

b

Abb. 25a u. b. a Nach Injektion von 0,9 ml Dijodtyrosin (40%). Darstellung des gesamten suprantetoriellen Liquorraumes links. b 11 Tage später: Der Kontrastschatten ist vollständig verschwunden (T. 697)

5. Tetrajodierte organische Verbindungen

Unter Gesichtspunkten, die zur Kontrastmittelherstellung keine Beziehung haben, gelang es EISTERT u. Mitarb. (1962) [*64*], mehrere organische Verbindungen zu entwickeln, die sich durch einen besonders hohen Jodgehalt auszeichnen. Es sind tetrajodierte Moleküle nachstehender Strukturformeln.

Die konventionellen Kontrastmittel sind höchstens trijodiert. Ein zusätzliches Jodatom im Molekül bringt den Vorteil einer besseren Kontrastdichte bei

I	II	III
$C_{10}H_{10}O_2J_4$	$C_6O_2J_4$	$C_7H_2J_4O_2$
2,3,5,6-Tetrajod-Hydrochinondiäthyläther	2,3,5,6-Tetrajod-P-Benzochinon	1,1[1]-Oxido-1-Methyl-2,3,5,6-Tetrajod-Cyclohexadien-(2,5)-on-(4)

geringerer Konzentration und verminderter osmotischer Wirksamkeit. Kenntnisse über die Toxicität dieser Verbindungen liegen noch nicht vor. Da das Zentralorgan sich aber durch eine besondere Empfindlichkeit auszeichnet, lassen hier gewonnene Ergebnisse repräsentativ auch auf die Allgemeintoxicität schließen.

Alle drei Verbindungen sind vorläufig nur in wasserunlöslicher Form herzustellen. Es enthält Verbindung I (Fp. 167°) bei einem Mol.-Gew. von 669,83 75,77% Jod; Verbindung II (Fp. 280°) bei einem Mol.-Gew. von 611,71 83% Jod; Verbindung III (Fp. 300°) bei einem Mol.-Gew. von 625,77 81,12% Jod. Die Kristalle wurden in einer Kugelmühle fein zermahlen und in einer 5%igen Kollidon 17-Lösung zu einer recht stabilen Suspension homogenisiert. Nur bei Verbindung I machte sich eine stärkere Niederschlagsneigung bemerkbar. Bei einem Mischungsverhältnis von 1 g Substanz auf 2,5 ml Kollidonlösung wurde bei Verbindung I eine Jodkonzentration von 300 mg/ml; Verbindung II eine Jodkonzentration von 332 mg/ml; Verbindung III eine Jodkonzentration von 324 mg/ml erreicht. Auf die Beifügung von NaCl in physiologischer Konzentration wurde wegen des Kollidonzusatzes verzichtet.

Die Unlöslichkeit der Verbindungen ist zwar nachteilig, jedoch hätte sich bei Verbindung III eine besonders elegante Form der Kontrastmittelresorption ergeben. Es war nämlich zu vermuten, daß das Molekül durch Reduktion im Liquor in eine lösliche Form überführt und damit auch langsam entfernt würde. Bei Verbindung II war ebenfalls die Wahrscheinlichkeit einer Hydrolysierung oder Reduktion zu einem wasserlöslichen Körper anzunehmen. Verbindung I ließ dagegen die Überführung in eine lösliche Stufe nicht erwarten.

In der üblichen Weise wurden die Suspensionen je zwei Tieren im Gewicht zwischen 3400 und 3900 g in einer Menge von 0,1 ml/kg unter Lokalanaesthesie intracraniell injiziert (I: Nr. 650, 644; II: 651, 642; III: Nr. 643, 641). Die Röntgenkontrollen zeigten, wie zu erwarten war, eine sehr befriedigende Kontrastdichte. Die Tiere verhielten sich zunächst alle völlig unauffällig. Erst am nächsten Tag machte sich bei den Tieren, die die Verbindungen II und III erhalten hatten, Mattigkeit und Freßunlust bemerkbar. Sie lagen flach auf dem Bauch im Käfig und hatten eine forcierte, röchelnde Atmung. Nach 2 Tagen starb das erste Tier, am 4. Tag waren alle vier Tiere tot. Bei der Sektion fanden sich flüssigkeitsreiche Lungen mit hämorrhagischen Infiltraten, offenbar Bronchopneumonien in den ventralen Lungenabschnitten und bei einem Tier eine deutliche Dilatation des Herzens. Die gelblich-weißen Massen der Kontrastsubstanz waren über der Großhirnkonvexität und am Boden der vorderen und mittleren Schädelgrube,

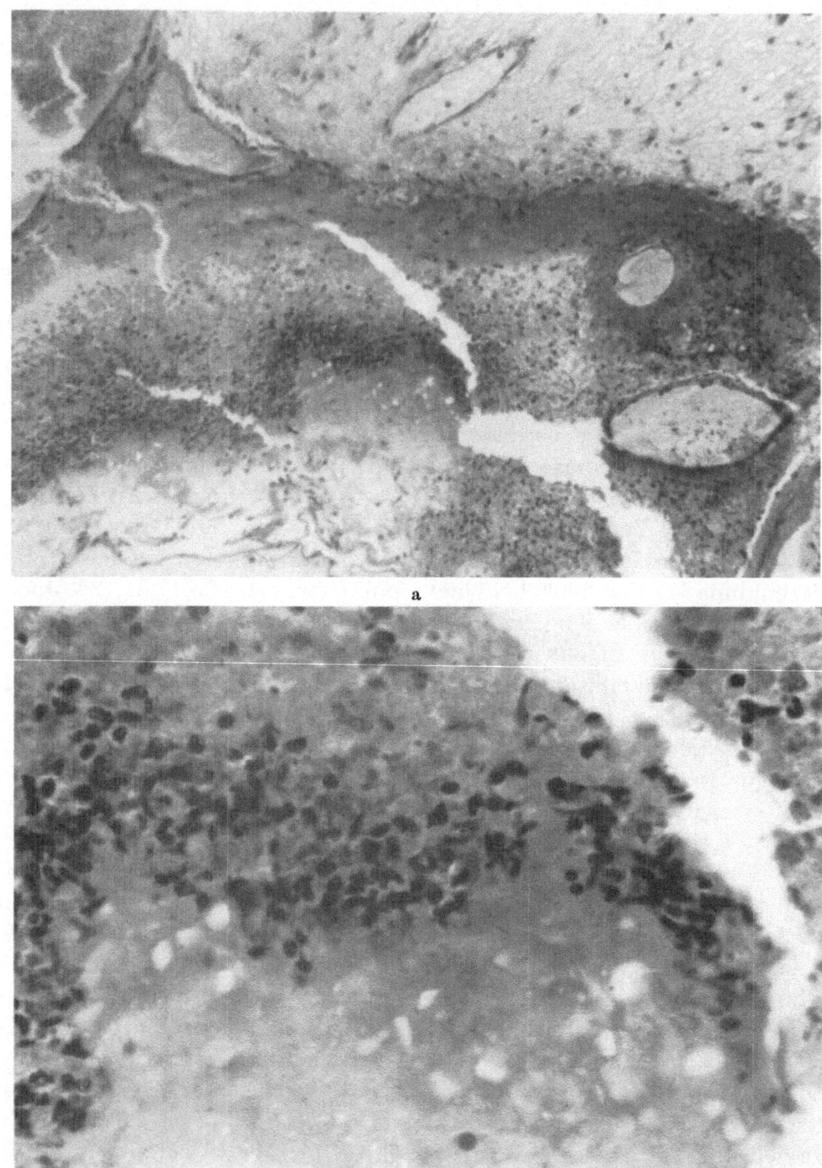

Abb. 26 a u. b. a 4 Tage nach Verbindung II. Eitrige Fremdkörpermeningitis mit polyedrisch geformten Kristallen in der Cisterna chiasmatis. HE ×100, lin. Nachvergr. ×4 (T. 642). b Ausschnittsvergrößerung. HE ×400 lin. Nachvergr. ×4

bis zur Vorderfläche der Brücke hinabreichend, verteilt und teils frei im Subarachnoidalraum gelegen, teils aber auch von der Hirnoberfläche nicht zu lösen. Ihre Anordnung im Verlauf der Piagefäße ließ vermuten, daß die Kontrastpartikel in deren Lymphscheiden aufgenommen worden waren.

Die Tiere der Verbindung I blieben dagegen bis zu ihrer Tötung am 10. und 17. Tag unauffällig. Bei der Sektion bedeckte die weißliche Suspension fleck-

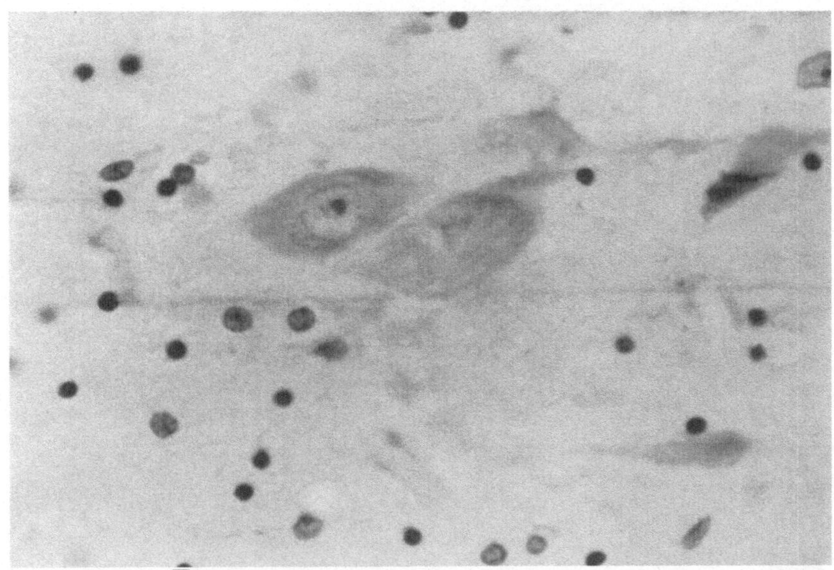

Abb. 27. 4 Tage nach Verbindung II. Schwere Ganglienzellschäden in Pallidum mit Gliavermehrung. Gallocyanin-Chromalaun (Nissl) ×450, lin. Nachvergr. ×4 (T. 642)

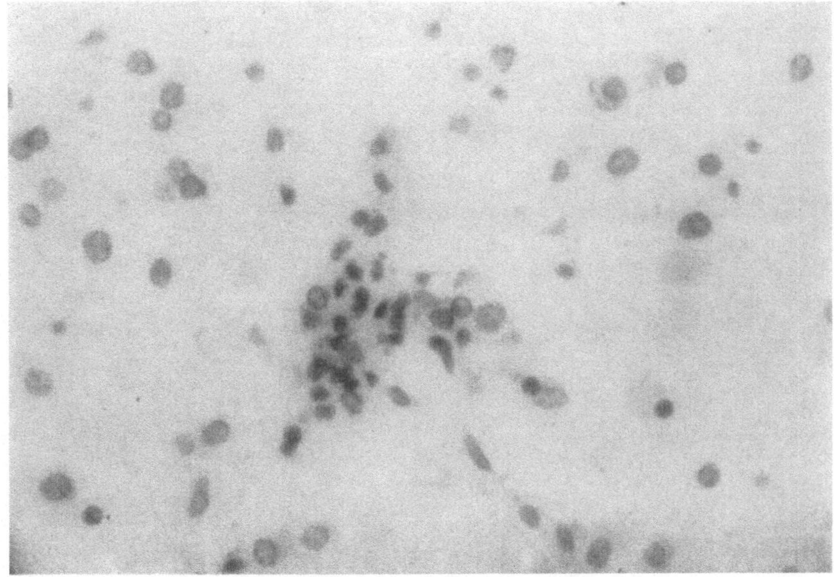

Abb. 28. 4 Tage nach Verbindung III. Gliarosette in der lateralen Thalamuskapsel. Gallocyanin-Chromalaun (Nissl) ×400, lin. Nachvergr. ×4 (T. 643)

förmig die Meningen, ließ sich aber von diesen leicht entfernen. Die Hirnhäute waren spiegelnd, nicht hyperämisch oder milchig getrübt. Die Röntgenkontrolle zeigte eine annähernd unveränderte Lage und Ausdehnung des Kontrastmittels. Es ist zu vermuten, daß die erwartete Hydrolysierung und Reduktion der Verbindungen II und III im alkalischen Milieu des Liquors stattgefunden und eine

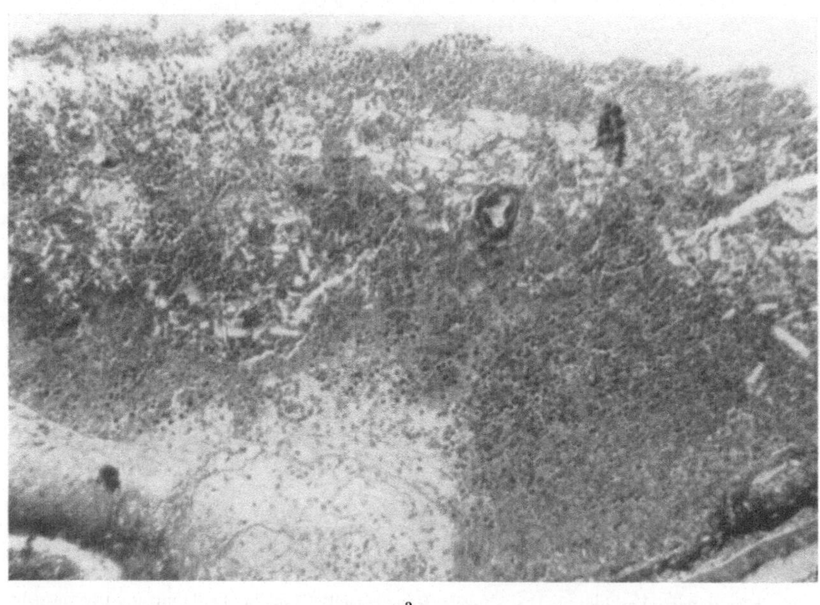

a

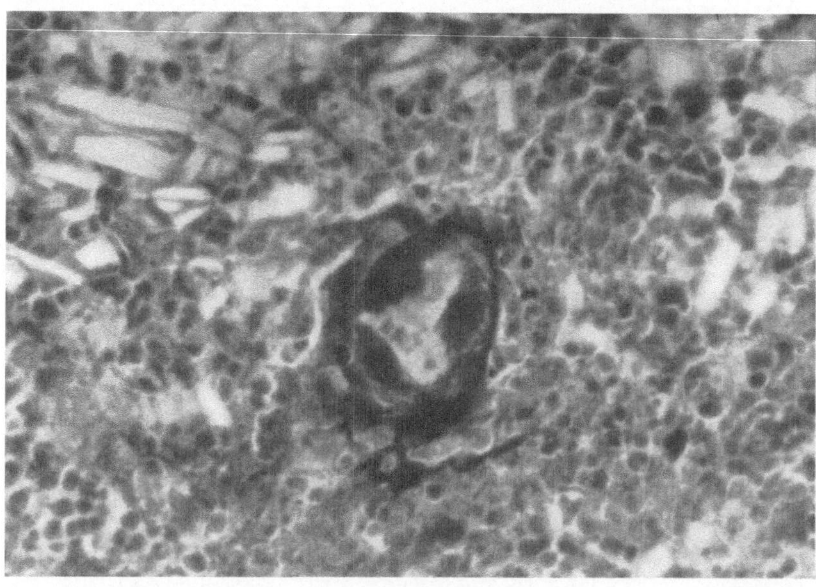

b

Abb. 29a u. b. a 3 Tage nach Verbindung III. Fremdkörpermeningitis mit Kristallen und Gefäßwandnekrosen. Azan ×100, lin. Nachvergr. ×4 (T. 643). b Ausschnittsvergrößerung. Azan ×400, lin Nachvergr. ×4

langsame Resorption des toxischen Körpers ermöglicht hat. Verbindung I ist dagegen, wie angenommen, unlöslich geblieben und daher biologisch unwirksam (Abb. 26—30).

Bemühungen, alle drei Verbindungen in wasserlöslicher Form herzustellen, sind im Gange; bei II und III ist aber wahrscheinlich mit einer Beschleunigung

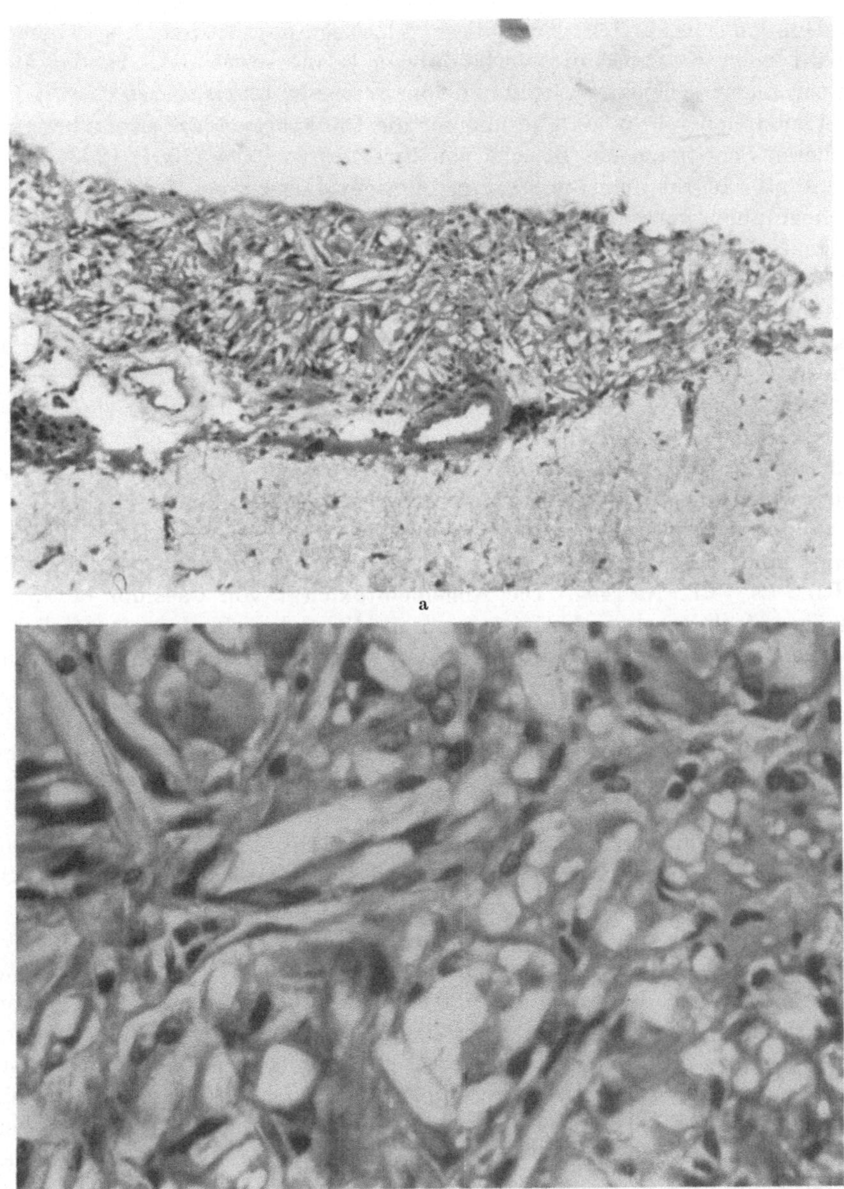

Abb. 30 a u. b. a 17 Tage nach Verbindung I. Nadelförmige Kristalle im Subarachnoidalraum mit Fremdkörperreaktion an den Meningen. HE ×100, lin. Nachvergr. ×4 (T. 644). b Ausschnittsvergrößerung. HE ×400, lin. Nachvergr. ×4

des letalen Ausganges zu rechnen, während bei Verbindung I das Ergebnis nicht abgeschätzt werden kann.

6. Caesiumjodid

Caesium ist mit der Ordnungszahl 55 und einem Atomgewicht von 132,8 in seinen Absorptionseigenschaften für Röntgenstrahlungen der Wellenlängen 0,2 bis

0,4 Å dem Jod sehr ähnlich. Trotz dieser günstigen physikalischen Voraussetzungen wird es in Kontrastmittelverbindungen kaum verwendet. In der älteren Literatur findet sich eine Mitteilung von JOHNSON u. HITZROTH (1935) [*112*], die Tetrajodphenolphthalein-Caesium für die Gallenblasendarstellung benutzten, im neueren Schrifttum ein Bericht von SHAPIRO u. PAPA (1954) [*202*], die das Element als Chlorid und Bitartrat in 30%iger Lösung bei Aortographien und Bronchographien verwendeten. Während die Gefäßdarstellungen offenbar komplikationslos gelangen, kam es bei der Bronchographie infolge der beträchtlichen Hypertonie der Lösung zu ,,nassen Lungen". Diese hohe, etwa zehnfach bluthypertone Konzentration war aber erforderlich, um eine ausreichende Schattendichte zu erzielen, die im Falle des Caesiumchlorids (30%) bei 220 mg Cs/ml liegt.

Caesium ruft als Alkalimetall Effekte am zentralen und peripheren nervösen Gewebe im Sinne einer Aktivitätssteigerung hervor. Ähnlich der Kaliumwirkung ist bei Anreicherung von Cs-Ionen im extracellulären Raum eine Störung der Nernstschen Beziehung zu erwarten, wobei es zu einer Depolarisierung der Zellmembran und einer Aktivitätssteigerung der Nervenzelle kommt. Allerdings ist die Caesiumwirkung — geprüft am peripheren Nerven — schwächer als die des Kaliums und verhält sich zu den verwandten Elementen folgendermaßen: K > Rb > Cs > Li > Na [*40*]. Die Allgemeintoxicität von Caesium beruht also auf seiner biochemischen Aktivität und in der Salzverbindung zusätzlich auf seiner osmotischen Wirksamkeit. Die LD_{50} wird für Caesiumchlorid nach intravenöser Injektion mit 1500 mg/kg Maus angegeben, die für Caesiumjodid mit 1400 mg/kg. Nach Verabfolgung einer 30%igen Caesiumchloridlösung (700 mg/kg) beobachtet man Reflexsteigerungen, wird die Dosis auf 3000 mg/kg erhöht, treten Krämpfe und Herzstillstand ein [*42*]. Trotz der pharmakodynamischen Wirksamkeit wurde das Element als Caesiumjodid in die Experimente einbezogen und damit erstmalig in dieser Form auf seine Verwendbarkeit als Kontrastmittel geprüft. Als besonders vorteilhaft wurde der Umstand angesehen, daß diese Verbindung, frei vom Ballast einer kontrastunwirksamen Trägersubstanz, die Möglichkeit bot, im Gegensatz zum Chlorid die molare Konzentration in erträglichen Grenzen zu halten. Blutisoton ist bei einem Mol.-Gew. von 260 die 4,16%ige Caesiumjodidlösung, die verwendete 20%ige Lösung ist also fünffach hyperton und entspricht in dieser Hinsicht etwa dem 20%igen *Abrodil* (Bayer), enthält aber im Gegensatz zu diesem eine Konzentration kontrastgebender Substanz von 200 mg CsJ/ml (*Abrodil:* 104 mg J/ml) (Abb. 31). Fünf Tiere mit Gewichten zwischen 2500 und 3300 g (Nr. 126, 645, 646, 691, 694) erhielten in Lokalanaesthesie 0,12 ml/kg einer 20%igen Caesiumjodidlösung intracraniell injiziert. Die erwarteten Konvulsionen blieben aus. Die Tiere waren zunächst eher etwas matt, hatten aber nach 1—2 Std die normale Vitalität wiedererlangt und zeigten ein unauffälliges Benehmen, insbesondere waren keine Zeichen einer Reflexsteigerung zu beobachten. In Abständen von 3, 6, 12, 20 und 30 Tagen wurden die Tiere getötet. Am Hirn und an den Hirnhäuten zeigten sich weder makroskopisch Veränderungen, noch ließ die histologische Untersuchung einen auffallenden Befund erheben.

Das Ausbleiben von Krampfanfällen war überraschend. Zum Vergleich wurden daher einem weiteren Tier 0,1 ml/kg einer äquimolaren Kaliumjodidlösung injiziert mit dem Erfolg prompt einsetzender und anhaltender tonisch-klonischer

Krämpfe, an denen das Tier innerhalb von 15 min verstarb. Offenbar ist die aktivitätssteigernde Wirkung des Caesiums auch am Zentralorgan der des Kaliums unterlegen, wie es für den peripheren Nerven bereits bekannt war. Allerdings bedarf dieses Ergebnis einer elektrophysiologischen Überprüfung.

Für die Toleranz des Zentralorgans gegenüber dem osmotischen Druck der Caesiumjodidlösung gilt das gleiche, was im Abschnitt über die resorbierbaren

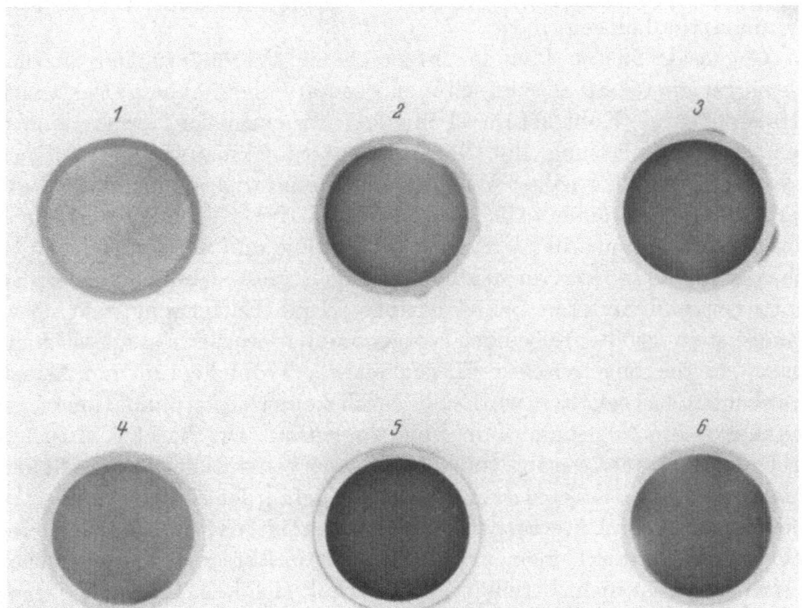

Abb. 31. Testaufnahmen. *1* Wasser; *2 Urografin* 30% (146 mg J/ml); *3 Urografin* 60% (292 mg J/ml); *4 Abrodil* 20% (104 mg J/ml); *5 Pantopaque* 30,5% (305 mg J/ml); *6* Caesiumjodid 20% (200 mg CsJ/ml)

Kontrastmittel gesagt wurde. Ein nachteiliger Effekt der Jodionen-Konzentration im Liquor, insbesondere im Hinblick auf örtliche Gewebsschäden, war nicht zu erwarten. In diesem Zusammenhang ist an die Förstersche Resorptionsprobe zu erinnern, bei der seinerzeit zu diagnostischen Zwecken Kaliumjodid offenbar ohne Folgen in das Ventrikelsystem injiziert wurde. Damit steht bereits ein ,,klinischer Vorversuch“ zur Verfügung.

G. Diskussion der Ergebnisse

Die Unbedenklichkeit der Verwendung von Jodestern in den Liquorräumen ist immer wieder von verschiedenen Seiten angezweifelt worden. Obwohl es bekannt war, daß sich bei der Auseinandersetzung des Gewebes mit diesen Verbindungen unerwünschte und unbeeinflußbare Reaktionen abspielten, und daher die Forderung nach vollständiger Entfernung des Kontrastmittels erhoben wurde, hat dessen Verwendung im Laufe der knapp 20 Jahre seiner Existenz ständig zugenommen. Die Entfernung der Substanz ist eine sehr problematische Angelegenheit; sie gelingt bei den spinalen Untersuchungen nie vollständig und ist geradezu ausgeschlossen, wenn das Mittel einmal in den intracraniellen Liquorraum hinaufgelangt ist. Da dieses tunlichst vermieden wird und die Untersuchungen des Spinalkanals weitaus im Vordergrund stehen, wird über postmyelographische Komplikationen so selten berichtet, wie sie es offenbar tatsächlich sind. Es kommt hinzu, daß die Abtrennung der Symptomatik des Grundleidens von radikulären Erscheinungen, für die das Kontrastmittel verantwortlich gemacht werden kann, im Einzelfall oft unmöglich ist, und daß die nervösen Strukturen im Spinalkanal gegenüber Veränderungen ihrer bindegewebigen Hüllen relativ unempfindlich sein mögen.

Im Gegensatz hierzu können entsprechende Veränderungen an den Hirnhäuten an geeigneter Stelle sehr schwerwiegende Folgen haben. Das zunehmende Bedürfnis, positive Kontrastmittel in den intracraniellen Liquorräumen anzuwenden, gibt Veranlassung, mit Nachdruck darauf hinzuweisen, daß im Experiment schon innerhalb weniger Wochen und Monate „arachnitische" Reaktionen beobachtet werden können, die sich gerade in den Gegenden abspielen, in die das Kontrastmittel auch bei der Ventrikulographie und noch mehr bei der Myeloencephalographie [*153*] unvermeidlich gelangen muß, nämlich in den Zisternen der mittleren und hinteren Schädelgruben. Eine Entfernung, wie sie aus dem Ventrikelsystem größtenteils noch vorgenommen werden kann, ist hier ausgeschlossen, da die ölige viscöse Flüssigkeit als Tröpfchen in den Maschen der Spinnwebshaut festgehalten wird und durch keinerlei Manipulationen veranlaßt werden kann, in den Spinalraum hinabzugleiten. Die basalen Abschnitte des Subarachnoidalraumes werden von allen Hirnnerven durchzogen, die daher ebenso wie die Ausgänge des 4. Ventrikels besonders gefährdet sind.

Die histologischen Untersuchungen haben gezeigt, daß es sich bei den reaktiven Veränderungen nicht um einen entzündlichen Prozeß strenger Definition handelt — das Gefäßsystem ist nicht beteiligt, es entwickelt sich kein Granulationsgewebe — sondern um eine Proliferation der ortsständigen. den Endothelsäumen der Arachnoidea und dem periadventitiellen Gefäßgewebe entstammenden mesenchymalen Zellelemente mit Mobilisierung ihrer phagocytären Abwehrkräfte und ihrer faserbildenden Potenzen. Auf diese Weise wird ein Teil der Substanzen in Form kleinster Tröpfchen eingeschlossen, während die Hauptmasse als zusammenhängendes Depot im vergröberten arachnoidalen Netzwerk der Zisterne festgehalten wird. Diese Gewebsreaktionen haben manche Ähnlichkeit mit der sog. Arachnitis opto-chiasmatica. Ein Granulationstumor, wie in dem von Erickson u. van Baaren [*68*] berichteten Fall, bedarf zu seiner Entwicklung offenbar zusätzlicher Faktoren, vielleicht einer pathologischen Liquorzusammensetzung, Blutbeimengungen o.ä., die im Experiment nicht vorlagen. Es ist aber bekannt, daß bereits relativ geringfügige arachnoidale Adhäsionen Strangulationen und Funktionsstörungen von Hirnnerven verursachen können.

Ein großer Teil der Patienten, bei denen eine Indikation zur Ventrikulographie gegeben ist, wird diese, sich sehr langsam entwickelnden Reaktionen nicht erleben. Und daher kommt es wohl, daß die Mitteilungen hierüber so spärlich sind. Anders liegen die Verhältnisse, wenn zur Commissurenbestimmung vor stereotaktischen Eingriffen eine positive Ventrikulographie durchgeführt werden soll. Die Verwendung öliger, praktisch nicht resorbierbarer Kontrastmittel in den intracraniellen Liquorräumen erscheint mir auf Grund der dargelegten Versuchsergebnisse nicht empfehlenswert.

Bei der Injektion wasserlöslicher, resorbierbarer Kontrastverbindungen vom Typ des *Abrodil* (20%) oder des Diatrizoats *Urografin* (60%) traten Krämpfe auf, die unterschiedlich lange anhielten, nach 1—2 Std in der Regel abgeklungen waren oder nicht überlebt wurden. Durch vergleichende Untersuchungen mit Kontrastmitteln höheren Molekulargewichtes, niedrigeren osmotischen Drucks und niedrigeren Dissoziationsgrades (*Endografin*, 70%), sowie einer 5%igen Kochsalzlösung, deren osmotischer Druck höher ist als der der Kontrastpräparate, ließ sich zeigen, daß Dissoziationsgrad und osmotische Wirksamkeit zur Auslösung und zur Intensität des Krampfgeschehens in keiner Beziehung stehen. Hierin kommt in hervorragendem Maße die spezifische Toxicität, d.h. Krampfwirksamkeit der Kontrastmittelverbindungen in Abhängigkeit von der Stoffkonzentration zum Ausdruck. Ferner ist die Molekülgröße, die die Diffusionsgeschwindigkeit des Stoffes und damit seinen Abtransport aus dem Liquor und aus dem Hirngewebe bestimmt, von Bedeutung. So wird z.B. *Abrodil* (20%) mit dem Mol.-Gew. 244 deutlich besser vertragen als das annähernd äquimolare *Urografin* (60%) mit dem Mol.-Gew. 780. Es unterliegt keinem Zweifel, daß zwischen Liquorraum und Hirngewebe ein reger, durch keine ,,Schranke'' regulierter und nur physiko-chemischen Gesetzen unterworfener Stoffaustausch vonstatten geht.

Nimmt man die Kontrastmittelapplikationen dagegen in Nembutalnarkose vor und läßt das Tier etwa 2—4 Std in der Narkose, wird das Krampfstadium überbrückt, und es ist hierbei ohne weiteres möglich, sogar die doppelte Kontrastmittelmenge zu verabfolgen, deren Flüssigkeitsvolumen von ca. 0,75 ml für den Schädelbinnenraum des Kaninchens bereits an der oberen Grenze des Zumutbaren liegt. Auf den Menschen bezogen, entspricht dieses Volumen einer Injektion von etwa 115 ml Kontrastmittel.

Krampfaktivität ist Ausdruck einer Störung des Hirnstoffwechsels und kann nach den derzeit gültigen Anschauungen auf einem Mißverhältnis zwischen Sauerstoffangebot und -bedarf der Neuronen beruhen [*88*]. Daneben spielen das Acetylcholin-System und der Citratstoffwechsel, ebenso wie die Verteilung der anorganischen Ionen, besonders von Kalium und Calcium, eine wichtige Rolle. Hypoxie oder Hyperoxie, eine Verschiebung der Ionenrelation zugunsten des Kaliums, eine gesteigerte Acetylcholin-Synthese oder vermehrte Bildung von Citraten, wodurch die erregbarkeitsdämpfenden Ca-Ionen immobilisiert werden, auch eine erhöhte Ammoniakproduktion können krampfauslösend wirken [*66*]. Eine Vielzahl chemischer Stoffe, die in den Liquorraum eingebracht werden, stören das Zusammenspiel dieser Beziehungen, und offensichtlich gehören hierzu auch die verwendeten Kontrastmittelverbindungen, ohne daß etwas über den Mechanismus ihrer Krampfwirksamkeit bekannt wäre und ohne daß hierfür eine irreversible Schädigung des nervösen Parenchyms vorauszusetzen ist.

Narkotica hemmen dagegen die Acetylcholin-Synthese, greifen in verschiedene Ferment- und Enzymsysteme ein und vermindern den Sauerstoffbedarf der Zelle [*88*]. Für Nembutal gilt als erwiesen, daß es die Entstehung krampfwirksamen Ammoniaks bei Hypoxie herabsetzt [*182*].

Im Krampf werden an das Hirngewebe besondere Energieansprüche gestellt. Dabei werden die Energiedepots entleert, um im Ruhezustand wieder aufgefüllt zu werden. Es hat sich aber gezeigt, daß mit diesem Vorgang eine Schädigung der Energieproduzenten nicht verbunden ist, sondern dadurch zustande kommen kann, daß Störungen der Atmung und Kreislaufregulation im Krampfanfall hypoxydotische Zellschäden herbeizuführen vermögen [*66*]. Tiere, die die Krampfanfälle überstanden hatten, ließen in den eigenen Experimenten ebenso wie die, bei denen das Kontrastmittel unter Nembutalnarkose injiziert wurde, keine morphologisch erfaßbaren Veränderungen an den nervösen und gliösen Strukturen nachweisen. Es fanden sich auch bei den Krampftieren keine Restzustände anoxämischer Parenchymschäden. Der Energiehaushalt des Hirngewebes, der durch Bestimmung des Wassergehaltes untersucht wurde, ließ mit dieser Methode keine Störung erfassen.

Untersuchungen über Kontrastmitteleffekte am Hirngewebe nach intraarterieller Injektion hatten ergeben, daß die schweren Gewebsschäden hypoxydotischer Natur sind und auf einem lang anhaltenden vasotoxischen Effekt der einzelnen Verbindungen beruhen [*144—148*]. Ferner war beobachtet worden, daß das gleiche Kontrastmittel, das im Innern des Gefäßrohres zum Zusammenbruch der Blut-Hirn-Schranke führte, unwirksam blieb, wenn es von der Peripherie an das Gefäß herangebracht wurde [*29*]. Diese Situation ist bei der intrathecalen Verabfolgung von Kontrastsubstanzen gegeben, und die vorliegen-den negativen Befunde stehen in guter Übereinstimmung mit diesen früher erhobenen Feststellungen eines gefäßgebundenen Kontrastmitteleffektes. Wie experimentell nachgewiesen wurde, hatte die Abdichtung der Schranke keinen hemmenden Einfluß auf die Krampfaktivität nach intrathecaler Kontrastmittelinjektion.

Eine Schrankenstörung, wie sie nach Myelographie von FUNKQUIST und OBEL [*83*, *84*] am Rückenmark nachgewiesen wurde, kann nur als Symptom gewertet werden, das als Reaktion des Zentralorgans auf Reize sehr unterschiedlichen Charakters zustande kommt.

Auch die klinische Wertung der mitgeteilten Komplikationen nach lumbaler Myelographie mit resorbierbaren Kontrastmitteln hat ergeben, daß in keinem Fall irreversible Schäden am Rückenmark oder Hirngewebe aufgetreten waren, obwohl nachgewiesen wurde, daß die Substanzen regelmäßig über die Region der Cauda equina hinauf und wenigstens bis zur großen Zisterne gelangen. Die Zwischenfälle bei der Peridurographie beruhten wohl auf der ungenügenden Anaesthesie des spinalen Subarachnoidalraumes, in den das Kontrastmittel im Gegensatz zum Anaestheticum schnell diffundiert und zum Kollaps führt, um dann, begünstigt durch eine horizontale Lagerung des Kranken, in massiver Konzentration in das Schädelinnere zu gelangen. Die berichteten tödlichen Ausgänge erfolgten alle im Status epilepticus und durch Fettembolien bei Krampffrakturen. Das Kontrastmittel spielte also hierbei nur eine mittelbare Rolle als krampfauslösender Stoff.

Die zusammenfassende Beurteilung der klinischen Beobachtungen, der experimentellen Ergebnisse über die Gefäßgebundenheit der Kontrastmitteleffekte und die Ergebnisse der eigenen Untersuchungen führen zu dem Resultat, daß auch in den intracraniellen Liquorräumen die Verwendung resorbierbarer Kontrastmittel unter der Voraussetzung einer Allgemeinnarkose, die das Stadium der Krampfwirksamkeit überbrückt und deren Dauer der Diffusionsgeschwindigkeit und dem Abtransport der Verbindung angemessen ist, möglich erscheint. Beim Kaninchen konnte in dieser Weise mit Erfolg und ohne Nachweis parenchymatöser Schäden verfahren werden.

Eine weitere Versuchsgruppe war Bemühungen gewidmet, resorbierbare Kontrastmittel zu entwickeln, die auch ohne Narkose in den Liquorraum zu injizieren sind. Es wurde von der Überlegung ausgegangen, daß jodierte Polypeptide möglicherweise abgebaut und resorbiert werden könnten. Die Versuche mit Jod-Polyvinylpyrrolidon und Jod-Polytyrosin scheiterten an den Schwierigkeiten, Jod in ausreichender Konzentration und Stabilität unter Erhaltung der Löslichkeit in die Verbindungen einzubauen.

Ferner wurde versucht, ein Kontrastmittel nach dem Prinzip des Ionen-Austauschverfahrens herzustellen, wobei ein Polysterenpräparat benutzt wurde, das nach Vermutung von THOMAS u. Mitarb. [*223*] dem Stoffwechsel zugängig sein sollte. Es wurde erwartet, daß der jodierte Anionenaustauscher seine Jodidionen gegen die Chloridionen des Liquors abgeben würde. Jedoch gelang es nicht, die Partikel des Harzes genügend fein zu zermahlen, so daß eine ausgedehnte Fremdkörpergranulomatose der Meningen und der benachbarten Abschnitte des Zentralorgans mit schweren degenerativen Ganglienzellveränderungen und gliomesodermalen Reaktionen zur Entwicklung gelangte. Es ist nicht zu entscheiden, in welchem Umfang an diesen Schäden auch ein unerwünschter Austausch gegen Phosphationen oder Hirnlipoide beteiligt ist.

Die Anwesenheit freien Jods als Anion im Liquorraum erscheint mit Ausnahme einer echten Jodüberempfindlichkeit oder einer Hyperthyreose nicht bedenklich, da in dieser Form weder die Allgemeintoxicität sehr groß ist, noch lokale Veränderungen am Hirngewebe zu befürchten sind. Versuche mit einer anorganischen Verbindung, Caesiumjodid, das frei vom Ballaststoff einer Trägersubstanz und dank der verwandten physikalischen Eigenschaften von Kation und Anion bereits in 20%iger Lösung einen vorzüglichen Kontrast liefert, haben ergeben, daß in dieser Konzentration die erwartete Kaliumwirkung mit Steigerung der Krampferregbarkeit ausbleibt. Dies entspricht dem Wirkungsunterschied beider Kationen am peripheren Nerven [*39*]. Es muß offen bleiben, ob diese am Kaninchen getroffenen Feststellungen, die elektrophysiologischer Nachprüfung bedürfen, auch für den Menschen Gültigkeit haben.

Die Testung von drei organischen Jodverbindungen, die im Institut für Organische Chemie der Universität des Saarlandes (Prof. Dr. EISTERT) entwickelt worden waren, und die als tetrajodierte Moleküle eine Jodkonzentration um 80% und eine entsprechend gute Kontrastdichte aufwiesen, ergab in allen drei Fällen eine Fremdkörpermeningitis. Bei Verbindung II und III führte diese ohne Erregung einer Krampfaktivität zum Tode.

Diese Verbindungen lagen in einer wasserunlöslichen Form vor. Es wurde angenommen, daß die Verbindungen II und III durch Reduktion im Organismus zum Teil in eine lösliche Form überführt würden und dadurch eine Resorption stattfinden könnte. Tatsächlich scheint der vermutete Reduktionsvorgang eingetreten zu sein, die Toxicität der Verbindungen war aber offenbar zu groß. Bemühungen, Verbindung I in eine wasserlösliche Form zu überführen, sind im Gange.

Im Gegensatz zu dem Polymerisationsprodukt erwies sich das Monomer Dijodtyrosin als sehr brauchbare Kontrastverbindung. Die Substanz verfügt über eine ausgezeichnete Schattendichte infolge ihres hohen Jodgehaltes von 58,6%, ist zwar kaum wasserlöslich, läßt sich aber gut in Suspension bringen und wird vom Zentralorgan reaktionslos vertragen. Von besonderem Vorteil erweist sich ihre rasche Resorbierbarkeit aus dem Liquorraum, aus dem sie schon nach 10 Tagen praktisch vollständig verschwunden ist. Dieser Vorzug beruht offensichtlich auf dem Umstand, daß hier als Trägermolekül des Kontrastelementes eine körpereigene Aminosäure verwendet wurde, die als Bestandteil organischen Eiweißes in allen Körpergeweben und -flüssigkeiten vorhanden ist. Dijodtyrosin ist im Schilddrüsengewebe enthalten und entsteht als Zwischenprodukt bei der Synthese von Trijodthyronin und Thyroxin. Nach den gegenwärtigen Kenntnissen ist eine hormonelle Aktivität der Verbindung unwahrscheinlich. Bei Ausfall des thyreotropen Hypophysenhormons bleibt die Synthese nämlich auf der Stufe des Dijodtyrosins stehen [*184a*]. In vitro und bei Gegenwart von Oxydationsmitteln (H_2O_2) kann Dijodtyrosin in kleinen Mengen Thyroxin abgeben, es ist aber nicht bekannt, ob dieser Vorgang auch im Organismus außerhalb der Schilddrüse stattfindet [*93a*]. Der Abbau erfolgt über Homogentisinsäure zu Fumarsäure und Acetessigsäure. Es muß damit gerechnet werden, daß die Aminosäure infolge des erhöhten Angebotes wie bei Zuständen von Eiweißzerfall im Harn als Kristall auftritt.

H. Zusammenfassung

Das diagnostische Bedürfnis eilt oftmals dem Wissen über die Reaktionsformen eines Organs auf informatorische Maßnahmen voraus. Die Kenntnis dieser Reaktionsformen ist aber unbedingte Notwendigkeit bei allen Eingriffen, die einer diagnostischen Klärung dienen.

In den vorangegangenen Untersuchungen wurde die Frage geprüft, ob Kontrastmittel vom Typ der Jodester für die Diagnostik intracranieller Prozesse zur Anwendung gebracht werden dürfen. Nach den vorliegenden experimentellen Ergebnissen erscheint es nicht empfehlenswert, für eine positive Kontrastdiagnostik der intracraniellen Liquorräume Substanzen zu verwenden, die weder resorbierbar, noch zu entfernen sind, dagegen adhäsive „arachnitische" Prozesse hervorrufen, deren späterer Krankheitswert nicht abgeschätzt werden kann.

Für die Fälle, die durch die Methoden der Luftfüllung nicht abzuklären sind, ist eine Kontrastmittelverbindung erstrebenswert, die nach Erfüllung ihrer diagnostischen Aufgabe aus dem Liquorraum verschwindet.

Nach intrathecaler Injektion von resorbierbaren Kontrastmitteln hat sich ergeben, daß diese am Zentralorgan zwar Krämpfe hervorrufen, daß diese Krampfaktivität aber durch eine Allgemeinnarkose, die den Resorptionszeitraum des Mittels überbrückt ohne Hinterlassung organischer Schäden verhindert werden kann. Die nachteiligen Effekte dieser Kontrastmittel sind nämlich, wie aus anderen Untersuchungen bekannt ist, an das Gefäßsystem gebunden. Daher können nach intravasaler Injektion vasculär bedingte, hypoxämische, irreversible Gewebsschäden hervorgerufen werden.

Wird dagegen die Verbindung unter Umgehung des Gefäßweges intrathecal eingebracht, kommt ein derartiger Mechanismus nicht zustande. Die Krampfaktivität, in erster Linie eine Eigenschaft des Moleküls und wenig vom osmotischen Druck der Lösung abhängig, hinterläßt keine Folgen, sofern durch eine Allgemeinnarkose sekundäre, auf die Dysregulation von Herz, Kreislauf und Atmung im Krampfzustand zu beziehende Schädigungen des Zentralorgans verhindert werden. Es ist denkbar, daß die Erhaltung normaler Kreislaufverhältnisse und die Verwendung von Muskelrelaxantien eine Allgemeinnarkose überflüssig machen.

Die kritische Bewertung der Zwischenfälle nach Untersuchungen der Lumbalregion mit resorbierbaren Kontrastmitteln bildet eine wertvolle und sinnentsprechende Ergänzung dieser experimentellen Ergebnisse. Die Möglichkeiten einer Kontrastmitteldiagnostik am Zentralorgan würden hierdurch eine bedeutende Erweiterung erfahren.

Das Ziel bleibt eine kontrastgebende Substanz, die, indifferent gegenüber dem nervösen Gewebe, krampfunwirksam und resorbierbar, ohne Narkose verwendet werden kann.

Eine Reihe von Verbindungen wurde unter diesen Gesichtspunkten geprüft. Mißerfolgen auf der einen Seite standen ermutigende Ergebnisse auf der anderen Seite gegenüber. Caesiumjodid, hervorragend kontrastgebend und frei vom Ballast einer Trägersubstanz, wurde entgegen der Vermutung einer kaliumähnlichen Wirkung gut vertragen.

Besondere Hoffnungen aber knüpfen sich an Dijodtyrosin, das als körpereigene Substanz die Erwartungen im Hinblick auf Resorbierbarkeit und Indifferenz gegenüber dem Zentralorgan bestätigt hat. Eine hormonelle Aktivität ist nach den gegenwärtigen Kenntnissen nicht zu erwarten. Tetrajodierung und Überführung in eine wasserlösliche Form sind die Ziele der nahen Zukunft.

Literaturverzeichnis

[*1*] Adams, J. E.: Tracer studies with radioactive phosphorus (P^{32}) on absorption of cerebrospinal fluid and problem of hydrocephalus. J. Neurosurg. **8**, 279 (1951).

[*2*] Albrecht, K., u. W. Dressler: Die Kontrastdarstellung des Periduralraumes (Peridurographie). Fortschr. Röntgenstr. **72**, 703 (1949/50).

[*3*] Alexander, L., T. S. Sung, and R. S. Lyman: Colloidal thorium dioxyde. Its use in intracranial diagnosis and its fate on direct injection into the brain and the ventricles. Arch. Neurol. Psychiat. (Chic.) **32**, 1143 (1934).

[*4*] Alov, I. A.: Die Veränderungen des Abflusses der Cerebrospinalflüssigkeit durch die Spinnwebhaut unter den Bedingungen der experimentellen aseptischen Meningitis. Nevropat. **18**, 3, 43 (1949).

[*5*] Antoni, N.: Zit. bei [*140*].

[*6*] Arnell, S., and F. Lidström: Myelography with Skiodan (Abrodil). Acta radiol. (Stockh.) **12**, 287 (1931).

[*7*] Backay, L.: Studies on the blood-brain-barrier with radioactive phosphorus. Arch. Neurol. Psychiat. (Chic.) **66**, 419 (1951).

[*8*] — Studies on the absorption of dyes and radioactive phosphorus into the brain from the cerebrospinal fluid. Zbl. Neurochir. **12**, 15 (1952).

[*9*] —, and O. Lindbergh: Studies on the role of the cerebrospinal fluid in brain metabolism as measured with radioactive phosphate. Acta physiol. scand. **17**, 179 (1949).

[*10*] Balado, M.: Radiografia del tercér ventriculo mediante la inyección intraventricular de Lipiodol. Arch. argent. Neurol. **2**, 69 (1928).

[*11*] Bassett, R. C., J. S. Rogers, G. R. Cherry, and L. Gruzhit: The effect of contrast media on the blood-brain-barrier. J. Neurosurg. **10**, 38 (1953).

[*12*] Becker, H.: Erwiderung zur Arbeit Eichler, Linder, Schmeiser, Erlauben Versuche mit Radionatrium die Annahme einer Liquorbildung im Lumbalraum ? Klin. Wschr. **29**, 706 (1950).

[*13*] Behring, E. A.: Notes on the retention of Pantopaque in the subarachnoid space. Amer. J. Surg. **80**, 455 (1950).

[14] BENEDEK, L., u. A. JUBA: Spätblockade bei Lipiodolographie. Dtsch. Z. Nervenheilk. 151, 55 (1940).
[15] BERG, A. VAN DE: Action vasomotrice périphérique des produits de contraste methylglucaminés. Acta radiol. (Stockh.) 58, 148 (1962).
[16] BERNHARDT, H., u. C. B. STRAUCH: Über parenterale Resorption von Fettstoffen. Z. klin. Med. 106, 671 (1927).
[17] BEUCHERT, H.: Zur Wirkung von Periston N. Medizin u. Chemie 5, 235 (1956).
[18] BLOOR, D. M., F. R. WRENN, and G. J. HAYES: An experimental method for the location of contrast media used in cerebral angiography. J. Neurosurg. 8, 435 (1962).
[19] BLOOR, B. M., F. R. WRENN jr., and G. MARGOLIS: An experimental evaluation of certain contrast media used for cerebral angiography. J. Neurosurg. 8, 585 (1951).
[20] — — — Effect of intracarocid iodopyracetat (Diodrast) upon cerebral blood flow. Arch. Neurol. Psychiat. (Chic.) 71, 358 (1954).
[21] BODECHTEL, G.: Zit. bei G. PETERS, Spezielle Pathologie der Krankheiten des zentralen und peripheren Nervensystems, S. 339. Stuttgart: Georg Thieme 1951.
[22] BOLDREY, R. B., and E. AIRD: The effects of iodized poppyseed oil and iodinechlorine in peanut oil in the subarachnoidal space of animals. J. nerv. ment. Dis. 99, 521 (1944).
[23] BORSINGER, H.: Die cerebrospinale Lipoidol- resp. Jodipinschädigung und Myelographie. Diss. med. Zürich 1945.
[24] BRANDT, M.: Über Jodöl-Ablagerungen am Großhirn. Fortschr. Röntgenstr. 47, 463 (1933).
[25] BRENDLER, S. J., and G. J. HAYES: Hypaque in cerebral angiography. Report of complications in 617 angiograms. J. Neurosurg. 16, 454 (1959).
[26] BROADBRIDGE, A. T.: Hypaque in cerebral angiography. Brit. J. Radiol. 29, 577 (1956).
[27] BROMAN, T.: The permeability of the central vessels in normal and pathological conditions. Copenhagen: Munksgaard 1949.
[28] — B. FORSSMAN, and O. OLSSON: Further experimental investigations of injuries from contrast media in cerebral angiography. Acta radiol. (Stockh.) 34, 135 (1950).
[29] —, and O. OLSSON: The tolerance of cerebral blood vessels to a contrast medium of the diodrast group. Acta radiol. (Stockh.) 30, 326 (1948).
[30] — — Experimental study of the contrast media for cerebral angiography with reference to possible injurious effects on the cerebral blood vessels. Acta radiol. (Stockh.) 31, 321 (1949).
[31] — — Experimental comparison of diodonum with sodium acetrizoate with reference to possibles injurious effects on the blood-brain-barrier. Acta radiol. (Stockh.) 46, 346 (1956).
[32] — — Technique for the pharmaco-organic investigation of contrast media for cerebral angiography. Acta radiol. (Stockh.) 45, 96 (1956).
[33] BROWN, R. C., and J. W. CARR: The effect of lipiodol in the subarachnoid space. Surg. Gynec. Obstet. 68, 945 (1939).
[34] BRUSKIN, A., u. S. PROPPER: Experimentelle Myelo-Encephalographie an Hunden und über den Einfluß von Jodipin und Lipiodol auf das Rückenmark, Gehirn und dessen Häute. Z. ges. exp. Med. 75, 34 (1931).
[35] BUCHHOLZ, H. W., u. K. F. KÖRNER: Die Durchlässigkeit der Dura für Pantocainlösungen bei den verschiedenen Methoden der Periduralanästhesie. Anaesthesist 1, 73 (1952).
[36] —, u. K. TH. LESSE: Anatomisch-physikalische Untersuchung des Periduralraumes. Chirurg 21, 135 (1950).
[37] — — Die extradurale Spinalanästhesie. Chirurg 21, 202 (1950).
[38] — — Die Druckverhältnisse im Periduralraum und im Liquorraum bei periduralen Injektionen. Chirurg 21, 102 (1951).
[39] BÜRGI, E.: Fluor, Chlor, Brom, Jod. In: HEFFTER, Handbuch der experimentellen Pharmakologie, Bd. 3/1, S. 276, Hrsg. von W. HEUBNER und J. SCHÜLLER. Berlin: Springer 1927.
[40] — Alkali und Erdalkalimetalle. In: HEFFTER, Handbuch der experimentellen Pharmakologie, Bd. 3/1, S. 214, Hrsg. von W. HEUBNER und J. SCHÜLLER. Berlin: Springer 1927.

[41] BULL, J. W. D.: Positive contrast ventriculography. Acta radiol. (Stockh.) 34, 253 (1950).

[42] COCHRANE, K. W., J. DOULL, M. MAZUR, and K. P. DUBOIS: Acute toxicity of zirconium, columbium, strontium, lanthanum, cesium, tantalum and yttrium. Arch. industr. Hyg. 1, 637 (1950).

[43] COPLEMAN, B.: The roentgenographic diagnosis of the small central protuded intervertebral disc including a discussion of the use of pantopaque as a myelographic medium. Amer. J. Roentgenol. 52, 245 (1944).

[44] CORNÉLIS, G., HOU-HIO-HI et R. GONSETTE: L'iodoventriculographie dans les affections de la fosse posterieure. J. belge Radiol. 41, 548 (1958).

[45] COTRIM, E. S.: Cardial, blood pressure and respiratory effect of some contrast media. Acta radiol. (Stockh.) Suppl. 116, 58 (1954).

[46] COULSTON, F., and J. O. HOPPE: The pathologist and toxicologist in the evaluation of the safety and methods of development of radiodiagnostic compounds. Ann. N.Y. Acad. Sci. 78, 740 (1959).

[47] CRAIG, W. MCK.: Effect of iodized poppyseed oil on spinal cord and meninges. Arch. Neurol. Psychiat. (Chic.) 88, 799 (1942).

[48] CRAMER, H.: Beitrag zur Kontrastfüllung des Periduralraumes mit 35%igem viscösen Perabrodil durch den Sacralkanal, insbesondere zur Darstellung von Bandscheiben im Iliosacralbereich. Dtsch. med. Wschr. 75, 769 (1950).

[49] CROW, H. J.: The blood-brain-barrier in relation to radioactive sodium. 2. Intern. Kongr. f. Neuropathologie, Sept. 1955.

[50] DANDY, W. E.: Ventriculography following the injection of air into the cerebral ventricles. Ann. Surg. 68, 5 (1918).

[51] — Roentgenography of the brain after the injection of air into the spinal canal. Ann. Surg. 70, 397 (1919).

[52] — Surgery of the brain. Hagerstown: W. F. Prior & Co. 1945.

[53] DAVIES, F. L.: Effect of unabsorbed radiographic contrast media on the central nervous cystem. Lancet 1956 II, 747.

[54] DAVIS, H., H. A. HEAVEN, and T. T. STONE: The effect of injections of iodized oil in the spinal subarachnoid space. J. Amer. med. Ass. 94, 772 (1930).

[55] DENSTAD, T.: The resorption of abrodil in myelography. Acta radiol. (Stockh.) 32, 428 (1949).

[56] DILENGE, D., M. DAVID u. J. TALAIRACH: Zur Indikation und Technik der Jodventriculographie. Neurochirurgie 6, 347 (1961).

[57] DOGLIOTTI, A. M.: Eine neue Methode der regionären Anästhesie: Die peridurale segmentale Anästhesie. Zbl. Chir. 1931, 3141.

[58] DORN, H.: Röntgenkontrastmittel. Pharmazie 12, 315, 415, 499 (1957).

[59] DOS SANTOS, R.: Abdominopelvine Arteriographie (Aortographie). Fortschr. Röntgenstr. 44, 55 (1931).

[60] DOWLING, J. L., K. F. BLEASEL, B. P. CAHILL, and D. MILLER: Positive contrast ventriculography. Aust. N. Z. J. Surg. 27, 139 (1957).

[61] EICHHORN, O.: Untersuchungen über Störung und Resorption des spinalen Liquors. Dtsch. Z. Nervenheilk. 174, 31 (1955).

[62] — G. GRINSCHGL u. N. MOSCHIK DE REYA: Über die Schrankenprobleme des Zentralnervensystems. Arch. Psychiat. Nervenkr. 188, 274 (1952).

[63] EICHLER, O.: Über die Bildung von Liquor im Lumbalraum. Klin. Wschr. 29, 9 (1951).

[64] EISTERT, B., H. FINK u. A. MÜLLER: Umsetzungen substituierter p-Benzo- und Napthochinone mit Diazomethan. Chem. Ber. 95, 2403 (1962).

[65] ELBANGH, F. G., u. H. MELLA: Die lokalen und allgemeinen Wirkungen der Lipiodol-Injektion in den subarachnoidalen Raum. Amer. J. med. Sci. 172, 117 (1926).

[66] ELLIOT, K. A. C.: Chemical studies in relation to convulsive conditions. In: Neurochemistry, Hrsg. von K. A. C. ELLIOT, I. H. PAGE and J. H. QUASTEL. Springfield (Ill.): Ch. C. Thomas 1955.

[67] ENDERLE, U., u. A. FUMAROLA: In: Handbuch der Neurologie, Bd. VII/2, Hrsg. von O. BUMKE und O. FÖRSTER. Berlin: Springer 1935.

[68] ERICKSON, T. C., and H. I. VAN BAAREN: Late meningeal reaction to ethyl-iodophenylundecylate used in myelography. J. Amer. med. Ass. 153, 636 (1953).

[69] Ericsson, N. O.: On the frequency of complications especially those of long duration after spinal anaesthesia. Acta chir. **95**, 167 (1947).

[70] Fischer, F. K.: Neue Methoden zur Darstellung von Bandscheibenveränderungen bei Lumbago und Ischias. Schweiz. med. Wschr. **79**, 213 (1949).

[71] Folch-Pi, J.: In: R. D. Tschirgi, The biology of mental health and disease, S. 124. New York: Hoeber 1952.

[72] Foltz, E. L., L. B. Thomas, and A. A. Ward jr.: The effects of intracarotid diodrast. J. Neurosurg. **9**, 68 (1952).

[73] Foreman, H.: Radiographic use of lead EDTA. Brit. med. J. **1955 II**, 678.

[74] Forestier, J.: Que devient le lipiodol dans le liquide céphalorachidienne? Presse méd. **22**, 802 (1925).

[75] Forsel, M.: Über sterile Meningitis nach Jodipin-Kontrastfüllung. Wien. klin. Wschr. **47**, 994 (1934).

[76] Frazier, C. H.: Iodized rapeseed oil (Campiodol) for cerebrospinal visualisation. J. Amer. med. Ass. **91**, 1609 (1928).

[77] Freeman, E. W., H. H. Schoenfeld, and C. Moore: Ventriculography with colloidal thorium-dioxide. J. Amer. med. Ass. **106**, 96 (1936).

[78] French, J. D., and C. H. Strain: Peripheral extension of radiopaque media from the subarachnoid space. Surgery **22**, 380 (1947).

[79] Friberg, S., and L. Hult: Comparative study of abrodil myelogram and operative findings in low back pain and sciatica. Acta orthop. scand. **20**, 303 (1951).

[80] Friedemann, U., u. A. Elkeles: Untersuchungen über den Stoffaustausch zwischen Blut und Gehirn. Klin. Wschr. **11**, 2026 (1932).

[81] Funkquist, B.: Lumbar subarachnoid puncture and injection in the dog. Nord. Vet.-Med. **12**, 805 (1960).

[82] — Cervical myelography with a water-soluble contrast medium. Acta radiol. (Stockh.) **156**, 257 (1961).

[83] —, and N. Obel: Tonic muscle spasms and bloodpressure changes following the subarachnoid injection of contrast media. Acta radiol. (Stockh.) **53**, 337 (1960).

[84] — — Effect on the spinal cord of subarachnoid injection of water-soluble contrast-medium. Acta radiol. (Stockh.) **56**, 449 (1961).

[85] Gadrat, J.: L'éspace perivasculaire du cerveau et de la moelle. Paris: Baillière 1931.

[86] Gamlen, H. E., and S. Smith: A study of the inter-relation between the radiography and surgery of gunshot wounds of the head. Arch. Radiol. Electrother. **22**, 270 (1918).

[87] Garland, L. H.: The effect of iodized oil on the meninges of the spinal and brain. Radiology **35**, 467 (1940).

[88] Gerard, R. W.: Metabolism and function in the nervous system. In: Neurochemistry, Hrsg. von K. A. C. Elliot, I. H. Page, and J. H. Quastel. Springfield (Ill.): Ch. C. Thomas 1955.

[89] Göllnitz, G.: Über die Anwendung der Abrodil-Myelographie im höheren Lebensalter. Zbl. Neurochir. **15**, 215 (1955).

[90] Gortan, L., u. P. Saitz: Das Schicksal des aufsteigenden Lipiodols. Z. ges. Neurol. Psychiat. **112**, 772 (1928).

[91] Greitz, T.: A radiologic study of the brain circulation by rapid serial angiography of the carotid artery. Acta radiol. (Stockh.) Suppl. 140 (1956).

[92] Griffith, J. Q., and W. E. Fry: Experimental and clinical studies in hydrocephalus. Amer. J. Ophthal. **23**, 245 (1940).

[93] Gross, S. W.: Cerebralarteriography in the dog and in the man with a rapidly excreted organic jodide. Proc. Soc. exp. Biol. (N.Y.) **42**, 258 (1939).

[93a] Gross, J., and R. Pitt-Rivers: Recent knowledge of the biochemistry of the thyroid gland. Vitam. and Horm. **11**, 159 (1953).

[94] Guttmann, E.: Zit. bei [208].

[95] Häussler, G.: Über die Indikation zur Kontrastdarstellung bei raumfordernden Prozessen im Wirbelkanal. Fortschr. Röntgenstr. **74**, 525 (1951).

[96] Haft, H., Ch. C. Weinstein, and E. G. Krueger: Larger volume pantopaque lumbar myelography. Radiology **74** Nr. 4 (1960).

[97] HASSIN, G. B.: Cerebrospinal fluid: Its origin, nature and function. J. Neuropath. exp. Neurol. **7**, 172 (1948).

[98] HECHT, G.: Röntgenkontrastmittel. In: HEFFTER, Handbuch der experimentellen Pharmakologie. Hrsg. von W. HEUBNER und J. SCHÜLLER, Bd. 8. Berlin: Springer 1939.

[99] HELLER, H.: Encephalographie und Blutdruck. Klin. Wschr. **12**, 1260 (1933).

[100] HEYMANN, E.: Über Erstarrung von Kontrastöl im Durakanal. Z. ges. Neurol. Psychiat. **109**, Nr 4/5 (1927).

[101] HÖBER, R.: Physikalische Chemie der Zellen und Gewebe. Berlin u. Bern: Huber 1947.

[102] HOFMANN, A.: Die Bedeutung der Röntgendiagnostik für die operative Behandlung des Bandscheibenprolapses. Fortschr. Röntgenstr. **73**, 442 (1950).

[103] HOLMES, J. H., and D. B. TOWER: In: Neurochemistry, Hrsg. von K. A. C. ELLIOT, I. H. PAGE, and J. H. QUASTEL. Springfield (Ill.): Ch. C. Thomas 1955.

[104] HOPPE, J. O.: Some pharmacological aspects of radiopaque compounds. Ann. N.Y. Acad. Sci. **78**, 727 (1959).

[105] — A. A. LARSEN, and F. COULSTON: Observations on the toxicity of a new urographic contrast medium, sodium 3,5-diacetamido-2,4,6-triiodo-benzoate (Hypaquesodium) and related compounds. J. Pharmacol. exp. Ther. **116**, 394 (1956).

[106] HORWITZ, N. H.: Positive contrast ventriculography — a critical evaluation. J. Neurosurg. **4**, 300 (1956).

[107] HOWARTH, F., and E. R. A. COOPER: Departure of substances from the spinal theca. Lancet **1949 II**, 937.

[108] HURTEAU, E. F., W. C. BAIRD, and C. SINCLAIR: Arachnoiditis following the use of iodized oil. J. Bone Jt Surg. A **36**, 393 (1954).

[109] INGVAR, D. H., and V. SÖDERBERG: Cerebral vasomotore tone and EEG during injections of umbradil. Acta radiol. (Stockh.) **47**, 185 (1957).

[110] JACOBAEUS, H. C., and F. NORD: Air and lipoidol as contrast agens for roentgen diagnosis with in the central nervous system. Acta radiol. (Stockh.) **3**, 367 (1924).

[111] JANOSSY, J.: Über die Wirkung intrazisternös verabreichter Medikamente. Dtsch. Z. Nervenheilk. **92**, 273 (1926).

[112] JOHNSON, J., and L. H. HITZROTH: Cesium tetraiodophenolphthalein — a new salt for gall bladder visualisation. J. Pharmacol. **54**, 358 (1935).

[113] Experimentelle Untersuchungen über die Resorptionsvorgänge in den Hirnkammern. Langenbecks Arch. klin. Chir. **171**, 326 (1932).

[114] JUNGE, H.: Zwischenfälle und Gefahren der periduralen Kontrastdarstellung. Nervenarzt **23**, 345 (1952).

[115] KARLEN, A.: Komplikationen bei intraduraler Perabrodilmyelographie. Acta chir. scand. **87**, 182 (1942).

[116] — Todesfall an Fettknochenembolie und Urämie nach intraduraler Perabrodilmyelographie. Acta chir. scand. **87**, 496 (1942).

[117] KLOSS, K.: Zur Therapie der Myelographie-Zwischenfälle nach Verwendung wasserlöslicher Kontrastmittel. Fortschr. Röntgenstr. **82**, 86 (1955).

[118] KNUTSON, F.: Experiences with epidural contrast investigation of the lumbosacral canal in disk prolapse (Perabrodil). Acta radiol. (Stockh.) **22**, 371 (1941).

[119] — Epidurale Kontrastuntersuchung bei Bandscheibenprotrusion im Lendenteil. Acta chir. scand. **87**, 214 (1942).

[120] — Lumbar myelography with water-soluble contrast in cases of disc prolapse. Acta orthop. scand. **20**, 294 (1951).

[121] KRAUSE, F.: Zit. bei [242].

[122] KRAYENBÜHL, H.: Gibt es Dauerschäden nach Lipiodolmyelographie. Z. Unfallmed. Berufskr. **34**, 165 (1940).

[123] —, u. F. LÜTHY: Über spinale Lipiodolschädigungen. Dtsch. Nervenheilk. **156**, 97 (1944).

[124] KRISTIANSEN, K., P. AMUNDSEN, and P. HELSINGEN: An evaluation of lumbar radiculography with water-soluble contrast. 13 years experience. VI. Symposium Neuroradiologicum Rom 1961.

[125] —, and J. CAMMERMEYER: An experimental investigation on the effect of arteriography with perabrodil on the brain. Acta radiol. (Stockh.) **23**, 113 (1942).

[126] Krönke, E.: Der Wirkungsmechanismus der Periduralanästhesie. Chirurg 22, 321 (1951).
[127] Krogh, E.: Effect of acute anoxia on the large motor cells in the spinal cord. Acta jutlandica 17, Suppl. 40 (1945).
[128] Kruchen, C.: Jodipin in den Lymphwegen nach Myelographie. Fortschr. Röntgenstr. 49, 135 (1934).
[129] Langecker, H., A. Harwart u. K. Junkmann: 3,5-Diacethylamino-2,4,6-trijodbenzoesäure als Röntgenkontrastmittel. Naunyn-Schmiedebergs Arch. exp. Path. Pharmak. 222, 584 (1954).
[130] Lewandowsky, M.: Zur Lehre von der Cerebrospinalflüssigkeit. Z. klin. Med. 40, 480 (1900).
[131] Lindblom, K.: On the effect of lipoidol on the meninges. Acta radiol. (Stockh.) 5, 129 (1926).
[132] — Protrusion of disks and nerve compression in the lumbar region. Acta radiol. (Stockh.) 25, 195 (1944).
[133] — Lumbar myelography by abrodil. Acta radiol. (Stockh.) 27, 1 (1946).
[134] — Complications of myelography by abrodil. Acta radiol. (Stockh.) 28, 69 (1947).
[135] Lindgren, P.: Carotid angiography with dijodobenzoic acid derivatives. Acta radiol. (Stockh.) 51, 353 (1959).
[136] Lindner, D. W., F. A. Martin, J. E. Webster, and E. S. Guodjan: An evaluation of hypaque sodium for cerebral angiography. Surg. Forum 7, 553 (1956).
[137] Loew, F.: Zur Diagnose des lumbalen Bandscheibenvorfalls mittels Kontrastfüllung des Periduralraumes. Zbl. Neurochir. 9, 307 (1949).
[138] Luce, I. C., W. Leith, and W. S. Burrage: Pantopaque meningitis due to sensivity. Radiology 57, 878 (1951).
[139] Lundy, J., H. Essex, and J. Kernohan: Lesions produced in the spinal cord of dogs by a dose of procaine hydrochloride sufficient to cause permanent and fatal paralysis. J. Amer. med. Ass. 101, 1546 (1933).
[140] Lysholm, E.: Das Ventrikulogramm. Acta radiol. (Stockh.) Suppl. 24—26 (1935).
[141] Mackay, R. P.: Neurology. Year Book Neurol. Psychiatr. Neurosurg. p. 56 (1954).
[142] Marchand, J., et J. Levernieux: Premiers résultats aquis en discographie et myélographie selon les méthodes suédoises. J. Radiol. Electrol. 33, 662 (1952).
[143] Marcovich, A. W., A. E. Walker, and C. M. Jessico: The immediate and late effects of the intrathecal injection od iodized oil. Amer. med. Ass. J. 116, 2247 (1941).
[144] Margolis, G., A. T. Griffin, P. D. Kenan, G. Tindall, E. H. Laughlin, and R. L. Phillips: Circulatory dynamics of the canine spinal cord. Temporal phases of blood flow measured by fluorescin and serialroentgenographic methods. J. Neurosurg. 14, 506 (1954).
[145] — — — — and R. Riggins: Contrast medium injury to the spinal cord. J. Neurosurg. 16, 390 (1959).
[146] —, and J. P. Pickett: New applications of luxol fast blue myelin stain. Lab. Invest. 5, 459 (1956).
[147] — A. K. Tarazi, and K. S. Grimson: Contrast medium injury to the spinal cord produced by aortography. Pathologic anatomy of the experimental lesions. J. Neurosurg. 13, 349 (1956).
[148] — G. T. Tindall, R. L. Phillips, P. D. Kenan, and K. S. Grimson: Evaluation of Roentgen contrast agents used in cerebral arteriography. A simple screening method. J. Neurosurg. 15, 30 (1958).
[149] Matsubara, T., and T. Nomura: Emulsified iodized oil ventriculography. Amer. J. J. Roentgenol. 84, 48 (1960).
[150] McClure Wilson, and S. R. Snodgrass: Positive contrast ventriculography. Radiology 72, 810 (1959).
[151] Mifka, P.: Über Komplikationen der Myelographie. Wien. klin. Wschr. 1949, 700.
[152] Mixter, F.: Der Gebrauch von Lipiodol bei Rückenmarkstumoren. Arch. Neurol. (Chic.) 14, No 1, 35 (1926).
[153] Mones, R., and R. Werman: Pantopaque myeloencephalography. Radiology 72, 803 (1959).

[154] Morete de Pardal, M. L., et E. Pardal: Mise au point de l'iodoventriculographie. Acta radiol. (Stockh.) **50**, 34 (1958).

[155] Mortensen, O. A., and W. E. Sullivan: The cerebro-spinal fluid and the cervical lymphnodes. Anat. Rec. **56**, 359 (1933).

[156] Nadjmi, M., u. G. Schaltenbrand: Gezielte Darstellung des dritten Ventrikels mit Kontrastmitteln. Fortschr. Röntgenstr. **96**, 204 (1962).

[157] Nalbandian, R. M., W. T. Rice, and W. O. Nickel: A new category of contrat media: Water-soluble radiopaque polyvalent chelates. Ann. N.Y. Acad. Sci. **78**, 779 (1958).

[158] Neumann, H. W., u. R. Stromayer: Abrodilmyelographie zur Sicherung der Diagnose der lumbalen Pulposushernie. Med. Klin. **1951**, 888.

[159] Nonne, F.: Kritische Bemerkungen zur Jodipin-Diagnostik bei Rückenmarkserkrankungen. Dtsch. Z. Nervenheilk. **102**, 1/4, 6 (1928).

[160] Nosik, W. A.: Contrastmyelography with emulsified pantopaque. Amer. J. Roentgenol. **65**, 374 (1951).

[161] Notter, G.: Lumbal-Myelographie mit Abrodil. Fortschr. Röntgenstr. **76**, 754 (1952).

[162] Odegard, H.: The absorption of myelotrast (Abrodil) from the spinal canal. Acta radiol. (Stockh.) **30**, **464** (1948).

[163] Olsson, O.: Tolerance of cerebral blood vessels to contrast media of the diodrast group in Animal experiments and in man. Acta radiol. (Stockh.) **34**, 357 (1950).

[164] Panter, K.: Die Kontrastmitteldarstellung der spinalen Räume. Fortschr. Neurol. Psychiat. **23**, 173 (1955).

[165] Paulian, D. E., and I. V. Bistriceanu: Anatomic study in case of chronic meningitis of 3 years' duration following encephalomyelography by injecting thorotrast into spinal fluid. Spitalul **56**, 187 (1936).

[166] Peacher, W. G., and R. C. L. Robertson: Pantopaque myelography: results, comparison of contrast media and spinal fluid reaction. J. Neurosurg. **2**, 220 (1945).

[167] Peiper, H., u. H. Klose: Über die Grundlagen einer Myelographie. Langenbecks Arch. klin. Chir. **134**, **303** (1925).

[168] Penzholz, H.: Gefahren der Peridurographie mit Perabrodil. Zbl. Neurochir. **11**, 260 (1951).

[169] Piette, Y.: Le lipiodol intraventricularie dans le diagnostic des tumeurs cérébrales. Zbl. Neurochir. **4**, 15 (1939).

[170] Pineas, H.: Eigenartiger, auf voraufgegangene Encephalographie mit Jodipin ascendens (Merck) zu beziehender Hirnbefund. Z. ges. Neurol. Psychiat. **120**, 337 (1927).

[171] Pons, H., P. Lazorthe et J. Anduze: Myélographie par produits résorbable. J. Radiol. Electrol. **32**, 106 (1951).

[172] Quadbeck, G.: Der Stoffaustausch zwischen Blut und zentralnervösem Gewebe. Habil.-Schr. Heidelberg 1958.

[173] —, u. K. Randerath: Zit. bei [172].

[174] Radovici, A., et O. Meller: La liquidographie chez l'homme. Essai d'encéphalomyélographie par le thorium colloidal. Rev. Neurol. **40**, (I), 541 (1933).

[175] — — L'encéphalo-myélographie liquidienne. J. Radiol. Electrol. **20**, 229 (1936).

[176] Ralston, B. L., S. W. Gross, and E. W. Newman: Pantopaque ventriculography in the localisation of surgical lesions of the posterior fossa. Amer. J. Roentgenol. 81, 972 (1959).

[177] Ramsey, G. H., J. D. French, and W. H. Strain: Iodinated organic compounds as contrast media for radiographic diagnosis. Pantopaque-myelography. Radiology **43**, 236 (1944).

[178] Reeves, D. L., and R. M. Struck: Clinical and experimental results with thorotrast. Medicine (Baltimore) **17**, 37 (1938).

[179] Reinhardt, K.: Aktuelle Probleme in der Kontrastmitteluntersuchung des Wirbelkanals. Fortschr. Röntgenstr. **86**, 809 (1955).

[180] Reiser, E.: Die Myelographie, ihre Technik und Ergebnisse. Röntgenpraxis **10**, 215 (1938).

[181] REITAN, H.: On movements of fluid inside the cerebro-spinal space. Acta radiol. (Stockh.) **22**, 762 (1941).

[182] RICHTER, D., and R. M. C. DAWSON: The amonia and glutamine content of the brain. J. biol. Chem. **176**, 1199 (1948).

[183] RISER, M.: Le liquide cephalo-rachidien. Paris: Masson & Cie. 1929.

[184] RITTER, V.: Fehldeutungen und Gefahren der Peridurographie. Fortschr. Röntgenstr. **75**, 346 (1951).

[184a] ROCHE, E., and R. PITT-RIVERS: Nature, biosynthesie and metabolism of thyroid hormons. Physiol. Rev. **35**, 583 (1955).

[185] RODRIGUEZ DE MATA, T.: Un caso de amaurosis total y transitoria consecutiva a una inyeccion intrarraquidea de lipiodol. Act. Soc. cir. Madrid **2**, 165 (1933).

[186] RONVIERE, H.: Anatomy of human lymphatic system, S. 66 u. 238. Ann. Arbor Mich.: Edward Bros. 1938.

[187] RUBIN, M., and G. DI CHIRO: Chelates as positive contrast-media. Ann. N.Y. Acad. Sci. **78**, 764 (1959).

[188] SACKS, J., and G. O. CULBRETH: Phosphate transport and turnover in the brain. Amer. J. Physiol. **165**, 251 (1951).

[189] SÄKER, G.: Die Kontrastmittel der Myelographie. Nervenarzt **18**, 216 (1947).

[190] — Röntgenologische Darstellungsmethoden und Indikationen der hinteren Bandscheibenprolapse. Nervenarzt **21**, 20 (1950).

[191] — Stichlochdrainage, postpunktionelle Kopfschmerzen und Liquorresorptionsprüfungen. Nervenarzt **24**, 237 (1953).

[192] SAPEIKA, N.: Lead EDTA, a water-soluble contrastmedium. S. Afr. med. J. **28**, 759 (1954).

[193] — Lead EDTA-complex: further radiographic studies. S. Afr. med. J. **28**, 953 (1954).

[194] Radiographic use of lead EDTA in man. Brit. med. J. **1955 II**, 167.

[195] SCHALTENBRAND, G.: Die Produktion und Zirkulation des Liquors und ihre Störungen. In: Handbuch der Neurochirurgie, Bd. 1/1, Hrsg. von H. OLIVECRONA und W. TÖNNIS. Berlin-Göttingen-Heidelberg: Springer 1959.

[196] SCHEIFFARTH, F., u. A. BULITTA: Die Kontrastdarstellung des Periduralraumes mit Perabrodil in der Diagnostik des Bandscheibenvorfalls. Ärztl. Wschr. **6**, 318 (1951).

[197] SCHMIDT, H. W.: The behaviour of the piavessels during and after the intracarotid injection of roentgen contrast media. Acta radiol. (Stockh.) **44**, 100 (1955).

[198] SCHÖNBAUER, F.: Lipiodol und Liquor. Dtsch. Z. Chir. **211**, 410 (1928).

[199] SCHOENFELD, H. H., and W. FREEMAN: Ventriculography and encephalography by means of thorium-dioxyde solution. Med. Ann. D. C. **2**, 279 (1933).

[200] SCHÜLLER, W., H. STRÄUSSLER u. CH. HITZENBERGER: Zit. bei H. OBERSTEINER, Makroskopische Untersuchung des Zentralnervensystems. In: Handbuch der biologischen Arbeitsmethoden, Hrsg. von E. ABDERHALDEN, Abt. VIII, Teil 1, 1. Berlin u. Wien: Urban & Schwarzenberg 1927.

[201] SEPP, E.: Die Dynamik der Blutzirkulation im Gehirn. Berlin: Springer 1928.

[202] SHAPIRO, R., and D. PAPA: Heavy metal chelates and cesium salts for contrast radiography. Ann. N.Y. Acad. Sci. **78**, 756 (1959).

[203] SHARPE, W., u. C. A. PETERSEN: Gefahren des Lipiodols bei der Diagnose von Obstruktionen des Rückenmarkskanals. Ann. Surg. **83**, Nr 1, 32 (1926).

[204] SICARD, A., et L. FORESTIER: Méthode radiographique d'exploration de la cavité épidurale par le lipiodol. Rev. neurol. **28**, 1264 (1921); — Mém. Soc. Méd. Chir. Bord **46**, 463 (1922).

[205] — J. PARAF et L. LAPLANE: Radiodiagnostic rachidien lipiodolé. Presse méd. **31**, 885 (1923).

[206] SIKL, F.: Zur Frage der Schädigung durch Myelographie. Z. ges. Neurol. Psychiat. **46**, S. 615 (1941).

[207] SMITH, G. A., C. M. CAUDILL, G. E. MOORE, W. T. PEYTON, and L. A. FRENCH: Experimental evaluation of cerebral angiography. J. Neurosurg. **8**, 556 (1951).

[208] SPATZ, H.: Die Bedeutung der vitalen Färbung für die Lehre vom Stoffaustausch zwischen dem Zentralnervensystem und dem übrigen Körper. Arch. Psychiat. Nervenkr. **101**, 267 (1933).

[209] Spielmeyer, W.: Histopathologie des Nervensystems. Berlin: Springer 1922.

[210] Steinhausen, T. B., C. E. Dungan, J. B. Fürst, J. T. Plati, S. W. Smith, A. P. Darling, and E. C. Wolcott jr.: Iodinated organic compounds as contrast media for radiographic diagnosis. III. Experimental and clinical myelography with ethyl-iodophenylundecylate (Pantopaque). Radiology **43**, 230 (1944).

[211] Stenström, R.: Widening of the root defect in lumbar myelography by abrodil. Acta radiol. (Stockh.) **2a**, 303 (1948).

[212] Stenzel, E.: Wirbelfraktur nach Perabrodilschädigung der Rückenmarkswurzeln mit Muskelkrämpfen. Nervenarzt **24**, 392 (1953).

[213] Stern, L.: Le liquide céphalorachidien au point de vue de ses rapports avec la circulation sanguine et avec les éléments nerveux de l'axe cérébrospinal. Schweiz. Arch. Neurol. Psychiat. 8, 215 (1922).

[214] Stölzner, H.: Ist die Myelographie mit Jodipin unbedenklich? Zbl. Chir. **51**, 3274 (1927).

[215] Strain, W. H., and S. D. French: Iodinat3d organic compounds as contrast media for radiographic diagnosis. Radiology **47**, 47 (1946).

[216] —, and J. T. Plati: Iodinated organic compounds as contrast media for radiographic diagnosis. J. Amer. chem. Soc. **64**, 1436 (1942).

[217] Sutton, D.: Radiological assesment of normal aquaeduct and 4th ventr:cle. Brit. J. Radiol. **23**, 208 (1950).

[218] Sweet, W. H., B. Selverstone, S. Soloway, and D. Stetten jr.: Surgical forum. American College of surgeons, p. 376. Philadelphia: W. B. Saunders Company 1951.

[219] Tainter, E. G., and Ch. E. Grayson: Large volume myelography. Ann. N.Y. Acad. Sci. **78**, 956 (1959).

[220] Tarazi, A. K., G. Margolis, and K. S. Grimson: Spinal cord lesions produced by aortography in dogs. Arch. Surg. **72**, 38 (1956).

[221] Tarlov, I. M.: Pantopaque meningitis disclosed at operation. J. Amer. med. Ass. **129**, 1014 (1945).

[222] Themel, K.: Jodipinschäden nach Myelographie. Zbl. Chir. **77**, 1508 (1952).

[223] Thomas, S. F., R. J. Dummel, J. A. Patterson, J. D. Madden, and G. M. Dummel: Uniform colloidal dispersions for hepatolienography. Ann. N.Y. Acad. Sci. **78**, 793 (1959).

[224] Tindall, G. T., P. D. Kenan, R. L. Phillips, G. Margolis, and K. S. Grimson: Evaluation of roentgen contrast agents used in cerebral arteriography. Application of a new method. J. Neurosurg. **15**, 37 (1958).

[225] Tjernberg, J.: Roentgenographic and toxicologic studies on lead EDTA. Acta radiol. (Stockh.) **47**, 308 (1957).

[226] Törnell, G.: Influence of contrast media on the central nervous system. VI. Symposium Neuroradiologicum, Rom 1961.

[227] Tschirgi, R. D.: The biology of mental health and disease. New York 1952.

[228] Twinning, E. W., and D. F. Rowbotham: Ventriculography by opaque injection. Lancet **1935 II**, 122.

[229] Uthgenannt, H.: Die Bedeutung der Abrodil-Myelographie in der Ischiasdiagnostik. Fortschr. Röntgenstr. **73**, 762 (1950).

[230] Victoreen, J. A.: Zit. bei H. Dorn [58].

[231] Vigouroux, R., R. Naquet et A. Barabino: Injection experimentale de méthiodal intra-ventriculaire chez l'animal. Presse méd. **68**, 2244 (1960).

[232] Villaca, C. M.: Ventriculo-Encephalo- und Myelographie mit Thorotrast. Ref. Zbl. ges. Neurol. Psychiat. **80**, 70 (1936).

[233] Vivianti, R., Z. Serse e C. Corrado: Tentavi die mielografia e di ventriculografia opache con preparato solubile: Abrodil. Riv. Radiol. e Fiscia Med. **6**, Festschr. Busi Pte. 2, 145 (1932).

[234] Walter, Fr. K.: Die Blut-Liquor-Schranke. Leipzig: Georg Thieme 1929.

[235] Weed, L. H.: Studies on cerebro-spinal fluid. J. med. Res. **31**, 21 (1914).

[236] — Development of the cerebro-spinal spaces in pig and man. Carnegic Institution of Washington Contributions to Embryology, Washington, vol. 5, p. 20 (1917).

[*237*] Wellauer, J.: Die Myelographie mit positiven Kontrastmitteln. Stuttgart: Georg Thieme 1961.

[*238*] Werff, J. Th. van der: Myelography by resorbable contrast substances. Acta radiol. (Stockh.) **30**, 493 (1948).

[*239*] Whiteleather, J. E., and R. L. de Sausure: Experience with a new contrast medium (Hypaque) for cerebral angiography. Radiology **67**, 537 (1956).

[*240*] Winkelmann, N. W., N. Gotten, and D. Schelbert: Localised adhesive arachnoiditis. Study of 25 cases with reference to etiology. Trans. Amer. neurol. Ass. **78**, 15 (1953).

[*241*] Winzer, K., H. Langecker u. K. Junkmann: Zur Frage der Verträglichkeit von Nieren- und Gallenkontrastmitteln. Ärztl. Wschr. **9**, 950 (1954).

[*242*] Wustmann, O.: Experimentelle Untersuchungen über die Reliefdarstellung des Zentralnervensystems im Röntgenbild. Langenbecks Arch. klin. Chir. **173**, 161 (1932).

[*243*] Wyatt, G. M., and R. G. Spurling: Pantopaque. Note son absorption following myelography. Surgery **16**, 561 (1944).

[*244*] Zsebök, Z.: „Joduron"-Myelographie. Fortschr. Röntgenstr. **82**, 501 (1955).